全国高职高专护理类专业"十三五"规划教材

（供老年护理专业用）

现代老年护理技术

主　　编　张雪霞　初晓艺

副 主 编　张晓丽　杨　林

编　　者　（以姓氏笔画为序）

王　玮（江苏医药职业学院）

杨　林（大庆医学高等专科学校）

宋　楠（邓州市职业技术学校）

初晓艺（山东药品食品职业学院）

张译文（包头医学院职业技术学院）

张晓丽（滨州医学院）

张雪霞（四川中医药高等专科学校）

陈向阳（四川中医药高等专科学校）

郭莎莎（山东药品食品职业学院）

蔡巧英（菏泽医学专科学校）

谭　庆（重庆三峡医药高等专科学校）

中国健康传媒集团

中国医药科技出版社

内 容 提 要

　　本教材为"全国高职高专护理类专业（老年护理专业方向）'十三五'规划教材"之一，系依据高职高专护理类专业（老年护理专业方向）培养目标和要求，结合老年护理岗位的实际需要，联系护士执业资格考试的要求编写而成。本教材引入以老年人整体健康为中心的现代老年护理理念，以护理程序为主线，整合了以下内容：现代老年护理技术课程描述、现代老年人健康综合评估实用技术、现代老年人健康促进技术、常见老年综合征护理技术、老年人安全用药的护理技术、现代老年人的家庭护理技术、老年人安宁疗护技术。本教材为书网融合教材，即纸质教材与在线学习平台、数字化教学资源（PPT、题库、规范化实验操作视频等）相融合，具有适用范围广、可操作性强、可重复性好及与实践紧密结合等特点。

　　本教材主要供高职高专老年护理、老年服务相关专业教学使用，也可作为老年护理岗位培训及老年护理机构工作人员的参考书。

图书在版编目（CIP）数据

现代老年护理技术 / 张雪霞，初晓艺主编 . —北京：中国医药科技出版社，2019.7

全国高职高专护理类专业"十三五"规划教材

ISBN 978 – 7 – 5214 – 1005 – 1

Ⅰ.①现…　Ⅱ.①张…②初…　Ⅲ.①老年医学 – 护理学 – 高等职业教育 – 教材　Ⅳ.①R473.59

中国版本图书馆 CIP 数据核字（2019）第 112203 号

美术编辑　陈君杞

版式设计　南博文化

出版　**中国健康传媒集团** | 中国医药科技出版社

地址　北京市海淀区文慧园北路甲 22 号

邮编　100082

电话　发行：010 – 62227427　邮购：010 – 62236938

网址　www.cmstp.com

规格　889×1194mm ¼₆

印张　11 ½

字数　246 千字

版次　2019 年 7 月第 1 版

印次　2019 年 7 月第 1 次印刷

印刷　三河市腾飞印务有限公司

经销　全国各地新华书店

书号　ISBN 978 – 7 – 5214 – 1005 – 1

定价　**32.00 元**

获取新书信息、投稿、为图书纠错，请扫码联系我们。

数字化教材编委会

主　编　张雪霞　初晓艺
副主编　蔡巧英　谢玉先　杨　萍
编　者　（以姓氏笔画为序）
　　　　王　玮（江苏医药职业学院）
　　　　杨　林（大庆医学高等专科学校）
　　　　杨　萍（四川中医药高等专科学校）
　　　　宋　楠（邓州市职业技术学校）
　　　　初晓艺（山东药品食品职业学院）
　　　　张译文（包头医学院职业技术学院）
　　　　张晓丽（滨州医学院）
　　　　张雪霞（四川中医药高等专科学校）
　　　　陈向阳（四川中医药高等专科学校）
　　　　郭莎莎（山东药品食品职业学院）
　　　　谢玉先（四川中医药高等专科学校）
　　　　蔡巧英（菏泽医学专科学校）
　　　　谭　庆（重庆三峡医药高等专科学校）

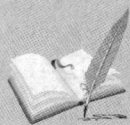

出版说明

为贯彻落实国务院办公厅《关于深化医教协同进一步推进医学教育改革与发展的意见》（〔2017〕63号）等有关文件精神，不断推动职业教育教学改革，推进信息技术与医学教育融合，加强医学人才培养，使职业教育切实对接岗位需求，教材内容与形式及呈现方式更加切合现代职业教育需求，培养具有整体护理观的护理人才，在教育部、国家卫生健康委员会、国家药品监督管理局的支持下，在本套教材建设指导委员会和评审委员会顾问、苏州卫生职业学院吕俊峰教授和主任委员、南方医科大学护理学院史瑞芬教授等专家的指导和顶层设计下，中国医药科技出版社组织全国100余所以高职高专院校及其附属医疗机构为主体的，近300名专家、教师历时近1年精心编撰了"全国高职高专护理类专业'十三五'规划教材"。

该套教材于2018年出版了包括护理类专业理论课程主干教材共计27门，主要供全国高职高专护理、助产专业教学使用。针对当前老年护理教学实际需要，我社及时组织《老年护理与保健》《中医养生》《现代老年护理技术》《老年营养与健康》四本教材的编写工作，作为该套护理类专业教材的补充品种，并即将付梓出版。

本套教材定位清晰、特色鲜明，主要体现在以下方面。

一、内容精练，专业特色鲜明

本套教材的编写，始终满足高职高专护理类专业的培养目标要求，即：公共基础课、医学基础课、临床护理课、人文社科课紧紧围绕专业培养目标要求，教材内容精练、针对性强，具有鲜明的专业特色和高职教育特色。

二、对接岗位，强化能力培养

本套教材强化以岗位需求为导向的理实教学，注重理论知识与护理岗位需求相结合，对接职业标准和岗位要求。在教材正文适当插入临床案例（如"故事点睛"或"案例导入"），起到边读边想、边读边悟、边读边练，做到理论与临床护理岗位相结合，强化培养学生临床思维能力和护理操作能力。

同时注重护士人文关怀素养的养成，构建"双技能"并重的护理专业教材内容体系；注重吸收临床护理新技术、新方法、新材料，体现教材的先进性。

三、对接护考，满足考试需求

本套教材内容和结构设计，与护士执业资格考试紧密对接，在护士执业资格考试相关课程教材中插入护士执业资格考试"考点提示"，为学生学习和参加护士执业资格考试奠定基础，提升学习效率。

四、书网融合，学习便捷轻松

全套教材为书网融合教材，即纸质教材有机融合数字教材、配套教学资源、题库系统、数字化教学服务。通过"一书一码"的强关联，为读者提供全免费增值服务。按教材封底的提示激活教材后，读者可通过 PC、手机阅读电子教材和配套课程资源（PPT、微课、视频、动画、图片、文本等），并可在线进行同步练习，实时反馈答案和解析。同时，读者也可以直接扫描书中二维码，阅读与教材内容关联的课程资源（"扫码学一学"，轻松学习 PPT 课件；"扫码看一看"，即刻浏览微课、视频等教学资源；"扫码练一练"，随时做题检测学习效果），从而丰富学习体验，使学习更便捷。教师可通过 PC 在线创建课程，与学生互动，开展在线课程内容定制、布置和批改作业、在线组织考试、讨论与答疑等教学活动，学生通过 PC、手机均可实现在线作业、在线考试，提升学习效率，使教与学更轻松。此外，平台尚有数据分析、教学诊断等功能，可为教学研究与管理提供技术和数据支撑。

编写出版本套高质量教材，得到了全国知名专家的精心指导和各有关院校领导与编者的大力支持，在此一并表示衷心感谢。出版发行本套教材，希望得到广大师生欢迎，并在教学中积极使用本套教材和提出宝贵意见，以便修订完善。让我们共同打造精品教材，为促进我国高职高专护理类专业教育教学改革和人才培养做出积极贡献。

中国医药科技出版社
2019 年 6 月

全国高职高专护理类专业"十三五"规划教材

建设指导委员会

委　　员 （以姓氏笔画为序）

丁凤云（江苏医药职业学院）

马宁生（金华职业技术学院）

王　玉（山东医学高等专科学校）

王所荣（曲靖医学高等专科学校）

邓　辉（重庆三峡医药高等专科学校）

左凤林（重庆三峡医药高等专科学校）

叶　明（红河卫生职业学院）

叶　玲（益阳医学高等专科学校）

田晓露（红河卫生职业学院）

包再梅（益阳医学高等专科学校）

刘　艳（红河卫生职业学院）

刘　婕（山东医药技师学院）

刘　毅（红河卫生职业学院）

刘亚莉（辽宁医药职业学院）

刘俊香（重庆三峡医药高等专科学校）

刘淑霞（山东医学高等专科学校）

孙志军（山东医学高等专科学校）

杨　铤（江苏护理职业学院）

杨小玉（天津医学高等专科学校）

杨朝晔（江苏医药职业学院）

李镇麟（益阳医学高等专科学校）

何曙芝（江苏医药职业学院）

宋光熠（辽宁医药职业学院）

宋思源（楚雄医药高等专科学校）

张　庆（济南护理职业学院）

张义伟（宁夏医科大学）

张亚光（河南医学高等专科学校）

张向阳（济宁医学院）

张绍昇（重庆医药高等专科学校）

张春强（长沙卫生职业学院）

易淑明（益阳医学高等专科学校）

罗仕蓉（遵义医药高等专科学校）

周良燕（雅安职业技术学院）

柳韦华［山东第一医科大学（山东省医学科学院）］

贾　平（益阳医学高等专科学校）

晏廷亮（曲靖医学高等专科学校）

高国丽（辽宁医药职业学院）

郭　宏（沈阳医学院）

郭梦安（益阳医学高等专科学校）

谈永进（安庆医药高等专科学校）

常陆林（广东江门中医药职业学院）

黄　萍（四川护理职业学院）

曹　旭（长沙卫生职业学院）

蒋　莉（重庆医药高等专科学校）

韩　慧（郑州大学）

傅学红（益阳医学高等专科学校）

蔡晓红（遵义医药高等专科学校）

谭　严（重庆三峡医药高等专科学校）

谭　毅（山东医学高等专科学校）

我国已进入快速老龄化阶段，老年护理人才需求日益增大，《"健康中国 2030"规划纲要》《关于促进护理服务业改革与发展的指导意见》《"十三五"卫生与健康规划》《"十三五"深化医药卫生体制改革规划》《全国护理事业发展规划（2016—2020 年）》均提出要进一步促进护理服务业改革与发展。《"十三五"国家老龄事业发展和养老体系建设规划》提出要大力发展老年护理事业，培养适应社会发展需要的老年护理人才，加强老年护理教育。推进教材建设，对提高老年护理人才的整体水平有非常重要的意义。

本教材遵循"全国高职高专护理类专业'十三五'规划教材"的编写指导思想和原则，依据高职高专护理类专业（老年护理专业方向）培养目标和要求，紧密联系护士执业资格考试的要求，根据老年护理岗位的实际需要，整合和优化教学内容，精心组织编写《现代老年护理技术》，体现科学性、先进性、适用性和可操作性。

本教材以护理程序为主线，引入以老年人整体健康为中心的现代老年护理理念，融入人文关怀，体现尊老爱老、以人为本的职业素质，着重加强老年护理岗位能力的培养。全书共有七章，内容包括现代老年护理技术概述、现代老年人健康评估实用技术、现代老年人健康促进技术、常见老年综合征护理技术、老年人安全用药的护理技术、现代老年人的家庭护理技术、老年人安宁疗护技术。每章节设有故事点睛或案例导入，有利于提高学生的学习兴趣，引导学生主动学习，培养学生的探究精神和分析问题、解决问题的能力；设有知识链接或知识拓展，有利于开拓学生的知识面；设有学习目标、考点提示、本章小结、习题等模块内容便于学生梳理重难点，掌握护考要求，检测学习效果。附录有常用量表，可供读者进一步学习。配套的数字化资源便于教师和学习者进行授课和自学使用。

本教材主要供高职高专老年护理及老年服务相关专业使用，也可作为老年护理岗位培训及老年护理机构工作人员参考用书。

本教材在编写过程中，得到各参编院校的大力支持，在此表示诚挚的谢意。编写过程中，编者参考了许多国内同行的论著，材料来源未能一一注明，在此向原作者表示诚挚的感谢。

由于编写时间有限，且鉴于编者的知识水平和能力水平有限，难免存在不足之处，敬请护理同仁、专家、各位读者及使用本教材的师生批评指正，以待本教材更加完善。

编　者
2019 年 6 月

第一章 现代老年护理技术概述

扫码"学一学"

学习目标

1. **掌握** 老年人的年龄分期及老龄化社会的划分标准，健康老龄化的基本概念、老年护理相关概念。
2. **熟悉** 人口老龄化的特点及趋势；老年护理的目标和原则。
3. **了解** 老年护理的主要工作内容、国内外老年护理发展现状及趋势。
4. 能够运用正确的学习方法学习现代老年护理技术。
5. 具有尊老爱老、刻苦钻研、技术求精的工作态度，自觉遵守老年护理工作的道德准则。

随着社会的进步和经济的发展，人口老龄化已成为当今世界面临的重要公共卫生问题和重大社会问题。积极应对老龄化，满足老年人的健康需求，提供高质量的老年护理服务，提高老年人的生活质量，维护和促进老年人的身心健康，是国家的一项长期战略任务。

第一节 人口老龄化概述

案例导入

2019年1月21日，国家统计局发布的最新人口数据：2018年，我国60周岁及以上人口24929万人，占总人口的17.9%，比2017年增长了859万，增长了0.6%；其中65周岁及以上人口16658万人，占总人口的11.9%，比2017年增长了827万。根据我国老年人口的增长趋势，未来三年60岁以上老年人口将增加约1800万人。

请问：
1. 这些数据说明了什么问题？
2. 试分析产生原因。

老年，通常是指老年阶段。而老化（senility）是指人体到成熟期后，随着年龄的增长，在形态和功能上发生进行性、衰退性变化。老化可分为生理性老化和病理性老化。生理性老化（physiological senility）是符合自然规律的，即机体在生长过程中随着年龄增加而发生的生理性、衰退性变化，是一种正常的老化现象。病理性老化（pathological senility）即在生理老化的基础上，因生物、心理或环境等因素所致的异常老化。有时，因很难严格区分，往往结合在一起，加快了老化的进程。

一、老年人与人口老龄化

（一）老年人与老年期

1. 老年人（older person）　世界卫生组织（World Health Organization，WHO）提出两个标准：在发达国家，将65岁以上人群称为老年人。在发展中国家（特别是亚太地区），将60岁以上人群称为老年人。

2. 老年期（the older age）　是生命周期中的最后一个阶段。中国医学会老年医学学会在1982年建议我国将60岁及以上人群称为老年人。将老年期分为老年前期（中老年人）45～59岁、老年期（老年人）60～89岁、长寿期或长寿老年人（90岁以上）和长寿期（百岁老年人）100岁以上。WHO根据现代人的生理心理结构变化，将老年期分为年轻老年人（60～74岁）、老老年人（75～89岁）、非常老的老年人或长寿老年人（90岁以上）。

> **考点提示**
> 老年人的标准、老年期分类。

（二）老龄化与健康老龄化

1. 人口老龄化　简称人口老化，是指在社会人口年龄结构中60岁或65岁以上的老年人口占人口比例较高的一种发展趋势。其影响因素包括出生率和死亡率下降、平均预期寿命延长、青年人口外迁增多等。

2. 老龄化社会　是指达到老龄社会的过渡阶段。WHO针对发达国家和发展中国家的不同人口年龄结构的状况，制定了不同的人口老龄化标准，即发达国家65岁及以上人口达到或超过总人口的7%，发展中国家60岁及以上人口达到或超过总人口的10%时，该国家（或地区）即成为老龄化国家（或地区）。达到这个标准的社会即称为老龄化社会。

> **考点提示**
> 老龄化社会标准。

3. 健康老龄化　一方面是指老年人个体和群体的健康；另一方面是指老年人生活在一个良好的社会环境。包括三项内容：①老年人个体健康，老年人生理、心理健康和良好的社会适应能力；②老年人口群体的整体健康，健康预期寿命的延长以及与社会整体相协调；③人文环境健康，人口老龄化社会的社会氛围良好且发展持续、有序、合规律。

知识链接

平均期望寿命和健康期望寿命

平均期望寿命是衡量人口老化程度的重要指标，指通过回顾性死亡统计和其他统计学方法，计算出一定年龄组的人群能生存的平均年数。2010年第六次人口普查，我国人口平均期望寿命是74.3岁，比2000年提高3.43岁，比世界平均水平约高4岁。健康期望寿命是指去除残疾和残障后所得到的人类健康生存年龄，也就是老年人能够维持良好的日常生活活动功能的年限。健康期望寿命的测定指标主要是日常生活能力量表（Activity of Daily Living Scale，ADL）。

二、人口老龄化现状及趋势

由于人口平均寿命不断延长，人口老龄化是人类社会发展的必然趋势，也是世界人口发展的普遍趋势。

（一）世界人口老龄化特点及趋势

1. 人口老龄化的速度加快　1950 年全世界老年人大约有 2.0 亿人，1990 年为 4.8 亿，2002 年已达 6.29 亿，占世界人口的 10% 以上，预计到 2050 年，老年人数量将达到 20 亿，占世界人口总数的 22%，平均每年增长 2%，约 9000 万。

2. 发展中国家老年人口增长较快　发展中国家老年人口的增长率是发达国家的 2 倍。2000 年发展中国家的老年人占世界老年人总数达 60%，预计到 2050 年，发展中国家地区的老年人口将达到 16 亿人，约占世界老年人口的 82%。

3. 高龄老年人增长速度快　人口平均寿命不断延长，1950～2050 年，80 岁以上高龄老年人平均每年以 3.8% 的速度增长，大大超过 60 岁以上人口的平均增长速度（2.6%）。2010 年达 1.05 亿，预计到 2050 年，高龄老人约 3.8 亿，占老年人口总数的 1/5。

4. 女性老年人口占大多数　由于女性的预期寿命高于男性，使女性老年人占大多数。男女性别比 60 岁以上老人为 82∶100，100 岁以上老年人为 55∶100。

（二）我国人口老龄化特点及趋势

我国 1999 年底进入了老龄化社会，根据第六次人口普查的数据，截止到 2010 年 11 月 1 日，全国 60 岁及以上人口为 1.78 亿，占总人口的 13.26%，65 岁及以上人口占总人口的 8.87%，我国人口老龄化具有以下主要特征。

1. 老年人口规模巨大　我国人口占世界人口的四分之一，老年人口的绝对数量居世界第一位。根据联合国预测，21 世纪上半叶，中国一直是世界上老年人口最多的国家，占世界老年人口总量的 1/5；21 世纪下半叶，中国老年人口仅次于印度。

2. 老龄化发展迅速　我国的老龄化发展迅速，65 岁以上人口比例从 7% 上升到 14%，法国用了 127 年，美国为 72 年，而我国只用了 25 年左右。

3. 地区发展不平衡　我国老龄化程度不均衡，表现为沿海快于内地，经济发达地区快于欠发达地区，各个地区老龄化进程发展不均衡。

4. 城乡倒置显著　农村老年人口为 1.04 亿，占全国老年人口总数的 58.3%。农村老龄化比例比城市高 1.24%，预计到 21 世纪后半叶，城镇的老龄化水平将超过农村，并逐渐拉开差距。我国农村是全球人口老龄化问题最严峻的地区之一。

5. 在多重压力下进入人口老龄化阶段　我国是在尚未实现现代化的条件下进入老龄社会，属于"未富先老"。进入老龄社会时，发达国家人均生产总值一般在 0.5 万～2 万美元，而我国人均收入刚刚超过 0.1 万美元，属于中等偏低收入国家，加之社会保障制度不健全和家庭小型化、空巢化趋势等，使解决人口老龄化问题较发达和人口少的国家更为艰巨。

> **考点提示**
> 我国人口老龄化特征。

第二节　老年护理岗位概述

现代老年护理技术是以老年人、老年人家庭和社区为护理对象，研究、诊断和处理老年人已有的和潜在的健康问题，并利用现代护理技术进行护理活动。

一、老年护理岗位的目标和原则

（一）老年护理岗位的目标

1. 增强自理能力　以健康教育为干预手段，善于运用老年人自身资源，消除或降低自我照顾的限制，增强其自我保健能力，尽量维持其自我照顾能力，巩固和强化其自理能力。同时，采取不同的措施，提升老年人自身价值感，提高生活满意度，促进老年人成功老龄化。

2. 延缓病情恶化及功能衰退　广泛开展健康教育，提高老年人的自我保健意识，改变不良的生活方式和行为，增进健康。通过三级预防策略，对老年人进行早期预测性干预、防止病情恶化，预防并发症的发生，防止自残。

3. 提高生存质量　护理的目标不仅是疾病的转归和寿命的延长，而且要保持其在生理、心理和社会适应方面的完美状态，提高生存质量，体现生命的意义和价值，这是老年护理的最终目标。通过各方面教育和干预，维持和促进机体最佳功能状态，使老年人在健康基础上长寿，做到年高不老、寿高不衰，更好地享受人生。

4. 做好临终关怀　对待临终老年人，护理工作者应从生理、心理和社会全方位为其提供护理服务，帮助临终老年人及其家属平和地面对死亡，更深刻地理解和尊重生命，不再做延长死亡的"抢救"，给予家属以安慰；让临终老年人感受到家属、医务人员及周围人群的关心，有尊严地度过生命的最后时光。这是老年护理的最高目标之一。

（二）老年护理岗位的原则

为了实现护理目标，在护理实践中应遵循以下护理原则。

1. 满足需求　人的需求满足程度与健康呈正比。因此，首先应满足老年人的基本健康需求。护理人员应增强对老化过程的认识，将生理老化、病理老化及老年人独特的社会心理特性与一般的护理知识相结合，及时发现老年人现存和潜在的健康问题和各种需求，使护理活动能满足老年人的各种需求和照顾要求，有助于保持健康。

2. 面向社会　老年护理的对象不仅是老年患者，也包括健康的老年人、老年人的家庭成员。因此，老年护理必须兼顾医院、家庭和社区，即护理工作不仅在病房，也包括社区和全社会。从某种意义上讲，家庭和社会护理更具其重要性，不仅老年人本人受益，还在很大程度上减轻了家庭和社会的负担。

3. 整体护理　由于老年人在生理、心理、社会适应能力等方面与其他人群相比有其特殊性，尤其是老年患者往往有多种疾病共存、互相影响。因此，要树立整体护理的概念，研究多种因素对老年人健康的影响，提供多层次、全方位的护理。不仅要注重患者身心健康的统一，而且要在护理各个环节上整体配合，保证护理水平的整体提高。

4. 个性化护理　衰老是全身性、多方面、复杂的退化过程，老化程度因人而异；影响衰老和健康的因素也错综复杂，特别是出现病理性改变后，老年个体的状况差别很大，可因其年龄、性别、病情、家庭、经济等各方面情况的不同而不同。因此，既要遵循一般性护理原则，又要注意因人施护，执行个性化护理的原则，做到针对性和实效性护理。

5. 早期防护　应及早进行一级预防，从中青年开始，了解老年人常见病的病因、危险因素和保护因素，采取有效的预防措施，防止老年疾病的发生和发展。对于慢性病患者、残疾老年人，实施康复医疗和护理的开始时间越早越好。

6. 长期照护　随着衰老，加上老年疾病病程长、并发症多，后遗症多，多数老年患者的生活自理能力下降，有的甚至出现严重的生理功能障碍，对护理产生依赖性。因此，老年人需要连续性长期护理，以减轻其因疾病和残疾所遭受的痛苦，缩短临终依赖期，提供系统的护理和社会支持。

二、老年护理岗位的工作内容

1. 现代老年护理技术概念　现代老年护理技术就是根据老年人的身心特点，运用现代护理理念，以老年人为中心，以社区和家庭为重点，以解决老年人常见健康护理问题、促进康复和最大限度减少致残为目标，运用护理程序，在不同条件下利用现代护理手段对老年人进行的护理活动。

2. 老年护理岗位的主要工作内容　老年护理岗位的主要工作是以老年人功能健康形态分类知识和护理技能为基础，评估老年人健康及功能形态、老年期变化和危险因素；制定护理计划，运用现代老年护理技术为老年人提供适当的护理和其他健康照顾，指导老年人避免或减少各种危险因素，并指导家人和家庭照顾人员共同参与护理，评价护理效果。老年护理工作的重点在于通过护理干预，延缓老年期的衰老性变化和减少各种危险因素给老年人带来的消极影响，提高老年人的最佳功能状态。

3. 老年护理岗位的基本任务　老年护理岗位的基本任务是运用现代老年护理技术帮助老年人尽可能地保持身心健康，维护其尊严，平静走向人生的终点。护理人员不仅要学会老年疾病的护理知识和技巧，还要掌握维护老年人健康的知识和方法，以维持老年人的最佳功能状态，提高老年人的生活质量，减轻社会负担。

三、老年护理岗位的道德准则

1. 扶病解难，尊老爱老助老　中华民族历来奉行尊老、养老的美德。老年人由于具有特殊的生理心理特点，对护理有着特殊的需求，尤其是在生活照料、精神慰籍和医疗保健等方面的服务需求更加迫切。因此，对护理人员的道德修养要求更为严格，老年人，尤其是在患病期间，需要得到精心的治疗和高质量的护理。在护理工作中，要注意老年人的感情变化，要始终尊重并体谅老年患者，尽量满足其合理要求，将尊老、敬老、助老的原则贯穿到具体工作中，为老年人排忧解难。

2. 一视同仁，热情真诚服务　老年患者有职务、地位、文化、年龄、性别、性格和经济状况以及病情轻重、自我护理能力的差异，护理人员对待老年患者，均应一视同仁，真诚相处，为其提供个性化护理服务，使他们有安全感、舒适感和信任感。

3. 高度负责，遵守职业操守　老年人反应不敏感，不善于表达自己的感受，容易掩盖很多疾病的体征，加之老年人病情发展迅速，很容易延误病情。因此，不仅要求护理人员具有较高的专科护理知识水平，更重要的是要有强烈的责任心，在工作中要做到仔细、审慎、周密，不放过任何细小的病情变化，决不能因为工作疏忽而贻误了治疗。特别是对感觉迟钝、反应不灵敏和昏迷的老年患者，在独自护理时，要恪守"慎独"的精神，在任何情况下都应遵守职业操守，不做有损于患者健康的事情。

4. 技术求精，提供优质服务　精湛的护理技术是护理有效性的重要保证，刻苦钻研护理专业知识，熟练掌握各项护理操

> **考点提示**
> 老年护理岗位的原则、工作内容和道德准则。

作，才能保证护理操作的快捷、有效，才能及时准确发现和判断病情变化，处理各项复杂问题，最大限度减轻老年人的痛苦，向老年人提供优质的服务。

四、国内外老年护理的发展趋势

世界上多数国家已经进入老龄化社会，受人口老龄化程度、国家经济水平、社会制度、教育等因素的影响，各国的老年护理发展各有特色，不尽相同。

（一）国外老年护理的发展趋势

1. 美国多元化的护理服务　美国已有较为成熟的护理实践模式、多种老年护理继续教育形式及丰富的老年护理评估量表，对世界各国老年护理的发展起到了积极的推动作用。除医院内的老年护理服务外，主要护理模式有：①专业家庭护理，这是最基本的老年护理形式，由具备护理专长的专业人员提供服务；②依托社区的居家护理，老年人能够选择在自己家中或社区中心接受统一安排的护理服务；③机构性专业护理，依托于各种慈善机构的老人院、起居协助中心、日间照护中心等，代替子女照顾需要护理的老年人。

2. 瑞典网络化的服务管理　瑞典政府投入大量经费，建立了完善的老年护理服务网络和机构。早在20世纪90年代初期就建立了国家、地区各级健康护理管理委员会，主要负责家庭护理、老年护理院及其他老年护理机构的事务，包括精神和智力残障老人的护理。并由政府管理、公民享受长期护理服务。各地区健康护理管理委员会下设4个理事会和4个区域办公室，每个区域再划分10个护理中心，分别负责康复中心、老年护理院、老年公寓和家庭护理工作。政府在普通住宅内建造老年公寓或便于老年人居住的辅助住宅，老年人在公共医院或牙科享受免费治疗。完善的护理服务让老人们得到了舒适的养老环境，解决了人们的后顾之忧。

3. 荷兰人性化的养老照料体系　荷兰逐渐形成较为完善的养老服务社会公共照料体系，包括机构照料体系、家居照料体系、社会照料体系等。特别重视对老年人的照护，尤其是对失智老人的照护。根据老年人的需求提供各种服务，如护理康复服务、日常家务服务、个人照料服务、临终关怀服务等。政府建造适合老年人居住的公寓，鼓励、发动志愿者为老年人开展各种服务，为老年人免费提供各种生活、康复用具；制定政策鼓励家庭成员陪伴老人，为老年人创造良好的生活条件。

4. 日本完善的家庭护理和社会保障制度　日本是老龄化最严重的国家之一，经过近30年发展，日本的老年护理水平居于世界前列，逐步建立起了"管理人员—专业工作人员—照护者"的社区照顾工作体系。日本护理的理念是在鼓励老年人自立的基础上，将康复和训练融入到一切活动当中，并根据护理保险认定的护理等级提供不同程度的协助或特别设施。2000年出台了《护理保险法》后，老年护理服务由政府强制实施，并纳入社会服务法制体系中，促进了老年护理的进一步发展。

（二）中国老年护理的发展趋势

我国老年护理教育起步较晚，与国外先进国家相比，存在较大差距。目前，国内老年护理根据服务对象和场所分为三种：家庭式、机构式和社区－居家式三类。家庭式养老是目前最常见的养老模式，机构式养老模式多为老年公寓、敬老院、老年服务中心等，但目前长期护理机构多以日常生活照料为主，并未开展医疗、保健等服务，服务水平难以满足需求。社区－居家式养老是在老年人所在社区为老年人提供日常生活护理和医疗护理服务的养老模式，该模式正逐渐成为我国养老护理的主要方向。

我国老年护理发展中存在的问题有护理体制不健全、缺乏老年护理保障体系，缺乏老年护理研究、护理科学管理水平偏低、照护分级制度不规范，老年护理人员数量相对不足、学历水平整体偏低、护理理念落后等问题。

考点提示
国内老年护理模式。

随着我国老年人口的增多，特别是空巢、高龄、患病老年人对护理服务的需求急剧增加，我国应借鉴国外先进的经验，结合我国国情，准确定位老年护理的发展方向并制定相关策略，逐步建立"以居家养老为主，社区养老为辅，机构养老为补充"的养老服务体系来满足老年人群和养老行业快速增长的服务需求。加大对老年护理人才培养力度，引进国外成熟的老年护理课程体系和教材，发展老年服务产业，开发老年护理设备、器材、用具，加强老年护理研究，着力发展和建立老年护理体系，不断推动老年护理事业的发展。

五、"现代老年护理技术"的学习方法

（一）加强职业道德修养，以人为本

老年护理的服务对象主要是老年人，从心里真正尊重老年人、关爱老人，深刻体会老年人生活中的不便与痛苦，才能真正做到以老人为本，主动学习，掌握充足的护理知识，不断提高护理水平。

（二）做好预习复习，勤于实践

要将预习与复习相结合，课堂笔记与课后练习相结合。课前做好预习，明确学习目标，仔细研读"案例导入"或"故事点睛"，带着问题通读教材，全面了解课程内容，可以利用教材配套的数字化资源如微课、课件等资源，进一步提高学习效果。课堂上，带着预习中遇到的问题认真听课，在老师的启发下，深入理解重、难点，积极思考，踊跃回答老师提出的问题，提高分析问题、解决问题的能力和语言表达能力。在实践教学环节，认真观看教师示教，根据教师的示范，按照正确的操作程序反复练习，使技能操作达到纯熟的程度。分组学习时，主动参与讨论，通过团队互助合作，共同提高实践水平。课后，借助"本章小结""习题"进行复习，检测学习效果。复习时，要注意将知识点串联、总结、归纳，并进行前后对比，理解与记忆相结合，与实际生活相联系，以便取得更好的学习效果。

考点提示
老年人标准、老年期分类、老龄化社会标准、我国人口老龄化特征；老年护理岗位的原则、工作内容和道德准则；国内老年护理模式。

（三）善于利用信息资源，主动学习

要充分利用网上信息资源，扩展学习的知识面。提倡经常与同学或任课教师讨论，相互促进，并根据自身特点和兴趣，总结学习经验，完善知识框架体系，不断提高自学能力。

本章小结

人口老龄化已成为当今世界面临的重要公共卫生问题和重大社会问题，老年护理岗位需求日趋旺盛。要从事老年护理岗位工作，首先要掌握老年人的标准、老年期的划分、人口老龄化的标准和我国人口老龄化的特点。其次，要掌握老年护理岗位的目标、原则、工

作内容和道德准则，并运用正确的学习方法掌握现代老年护理技术，不断提高老年护理水平。

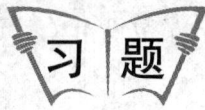

习 题

一、选择题

【A1/A2 型题】

1. 世界上老年人口数量最多的国家是（　　）。
   A. 中国　　　　　　　　　　B. 日本　　　　　　　　　　C. 法国
   D. 美国　　　　　　　　　　E. 印度

2. 世界卫生组织关于老年期的划分，不正确的是（　　）。
   A. 75～89 岁为老老年人　　　　B. 60～74 岁为年轻老人
   C. 75～89 岁为老年人　　　　　D. 90 岁以上为长寿老人
   E. 90 岁以上为非常老的老年人

3. 在发达国家中，对老年人年龄划分的标准是（　　）。
   A. 55 岁　　　　　　　　　　B. 60 岁　　　　　　　　　　C. 65 岁
   D. 70 岁　　　　　　　　　　E. 80 岁

4. 李大爷，62 岁，根据 WHO 对人的年龄界限的划分标准，应为（　　）。
   A. 中老年人　　　　　　　　B. 年轻老人　　　　　　　　C. 老老年人
   D. 非常老的老年人　　　　　E. 长寿老年人

5. 关于我国人口老龄化的特点和趋势，下列错误的是（　　）。
   A. 是世界上人口老化速度最快的国家之一
   B. 老年人口规模巨大
   C. 老年人口中地区发展不均衡
   D. 人口老化与经济发展不平衡
   E. 男性老人占较大比例

6. 下列关于老化的描述正确的是（　　）。
   A. 老化是从花甲之年到古稀之年的过程
   B. 老化是以大多数人的年龄变化为标准
   C. 老化是指人从开始变老到死亡的过程
   D. 老化是指年龄变老的生命过程
   E. 老化是生命过程中的组织器官退化和生理功能衰退的一种生命现象

7. 根据 WHO 对老年人年龄的划分标准，在我国（　　）属于老年人。
   A. 55 岁以上　　　　　　　　B. 60 岁以上　　　　　　　　C. 65 岁以上
   D. 70 岁以上　　　　　　　　E. 75 岁以上

8. 发达国家达到老龄化社会时，是指 65 岁及以上老年人占总人口比例为（　　）。
   A. 5%　　　　　　　　　　　B. 6%　　　　　　　　　　　C. 7%
   D. 8%　　　　　　　　　　　E. 9%

9. 下列不是我国人口老龄化的特点是（　　　）。

　　A. 老年人总数仅次于印度　　　　B. 未富先老

　　C. 女性老年人占大多数　　　　　D. 老化速度较快

　　E. 老龄人口巨大

10. 我国开始进入老龄化社会的时间是（　　　）。

　　A. 1990 年底　　　　　　B. 1999 年底　　　　　　C. 2000 年

　　D. 2006 年底　　　　　　E. 2009 年底

11. 下列不属于老年护理的原则的是（　　　）。

　　A. 满足老年人的需求　　　B. 面向老年患者　　　　C. 整理护理

　　D. 早期防护　　　　　　　E. 长期照护

12. 下列不属于老年护理目标的是（　　　）。

　　A. 增强自我照顾能力　　　B. 延缓恶化及衰退　　　C. 维持生命

　　D. 满足需求，整体护理　　E. 做好临终关怀

13. 下列不属于健康老年人的标准是（　　　）。

　　A. 形体健康　　　　　　　B. 功能健康　　　　　　C. 自我照护

　　D. 心理健康　　　　　　　E. 适应社会

14. 以下不符合老年护理从业人员的职业道德的是（　　　）。

　　A. 被护理对象睡觉时，自己做自己的事情

　　B. 严格要求自己，提高护理水平

　　C. 不向别人聊天透露护理对象的家庭信息

　　D. 要始终尊重并体谅老年患者，尽量满足其合理要求

　　E. 护理人员对待老年患者，均应一视同仁，真诚相处，提供个性化护理服务

（初晓艺）　　　　　　扫码"练一练"

第二章　现代老年人健康综合评估实用技术

学习目标

1. **掌握**　老年人健康综合评估的常用方法，老年人健康综合评估的内容、注意事项，老年人心理健康的标准，生活质量的特点。
2. **熟悉**　常用评估量表、问卷的使用，老年期心理特点、心理健康标准。
3. **了解**　老年人健康综合评估的发展背景及重要性。
4. 能够运用本章技能，对老年人进行综合评估。
5. 具有尊老爱老、刻苦钻研、精益求精的工作态度。

第一节　老年人健康综合评估方法

案例导入

卞爷爷，65岁，5年前常因过度劳累、气候变化及饮食不洁而反复发作上腹部隐痛，疼痛多于餐后3~4小时发生，伴反酸、嗳气，进餐后缓解。1小时前突感上腹部剧烈疼痛，恶心，呕吐血性胃内容物两次，约100ml，急诊入院。

请问：

1. 根据病例，护理人员应该如何采集健康史？
2. 选用哪些方法对老年人进行健康评估？

老年人患病后常呈现症状不典型，多病共存，病情急、进展快、并发症多、易反复等特征，且老年人接收信息和沟通的能力有所下降，健康状况往往不是用一个或几个指标可以表示清楚，在此背景下，老年人健康综合评估应运而生。老年人健康综合评估是指医疗保健机构对老年人进行全面、综合的评价，借助多学科团队合作，确定老年人有无功能受损及医疗、心理和（或）社会问题，以建立适当的治疗、护理和保健计划，帮助改善老年人的整体功能和生活质量。评估方法有观察法、交谈法、测试法和体格检查。

一、观察法

（一）概述

观察法是护理人员有目的、有计划地观察老年人的体重、精神状态、各种身体症状、心理反应及所处的环境，获得老年人的健康资料和信息，以发现潜在的健康问题的方法。观察是一个连续的过程，在老人入院，护理人员与老人初次接触时，观察随之开始，并贯穿整个住院过程。主要观察老年人的一般状况，如年龄、外貌、体位、营养、步态、精神等状况；观察老人皮肤、黏膜颜色的改变、躯体的活动情况、脏器有无肿大，以了解疾病对各项生理功能的影响；观察老人的面容、表情以了解其心理反应。观察能力的强弱与每个护理人员的理论知识和临床经验有关。一位有技巧、有能力的护理人员随时都在观察，且能机警、敏锐地作出反应。虽然通过观察所获得的资料多为客观资料，但应注意去伪存真。

（二）操作步骤

1. 明确观察目的　事先要明确在观察中想要了解老年人什么情况，收集哪些资料。

2. 选定观察对象　老年人健康评估的内容常常涉及生理、心理、社会、生活质量等多方面。

3. 制订观察计划　观察之前，要对观察时间、观察地点、观察次数、观察频率作出明确安排。

4. 实施观察并记录

（1）实施观察　实施观察时，要选择最适宜的位置，保证老年人及其家属处于自然状态（不要干扰观察对象），要善于辨别重要的和无关紧要的因素，要善于抓住观察现象的起因，要密切注意在观察范围内的各种活动引起的反应，着重注意一贯性的现象，但也不要忽略偶然或例外的现象。

（2）记录实施　观察时，要认真做好观察记录。记录的方法主要有：①评等法。即护理人员对老年人评定等级。比如，观察老年人在社交活动中某项活动是否喜欢，可以事先印好表格，设计不喜欢、不太喜欢、一般、有点喜欢、很喜欢这些等级，观察时在对应的空格里打钩。②记录出现频率法。护理人员将要观察的项目事先打印在纸上，观察时出现了某种现象，就在相应的空格里打钩。③文字记录法。观察时，在现场用文字快速记录，也可以借助录音、摄像设备先将观察到的情况录下来，回去后再转记到记录本上。

5. 整理观察记录　观察结束后，护理人员要尽快对观察记录进行整理，以免时间久了因记忆模糊而造成资料混乱。

6. 分析观察资料　对于观察获得的资料，要分门别类、认真分析，归纳出结论。

> 📚 **考点提示**
> 观察法的操作步骤。

7. 撰写观察报告　在对观察资料分析研究的基础上，进行理论上的论证，最终写成报告。

二、交谈法

交谈是护理人员与老年人之间进行的一种具有明确目标、有准备、有序的对话过程，医学诊断上也称问诊，是健康史采集最重要的方法。通过交谈所获得的资料多为主观资料，在分析时应注意个体差异性。

（一）交谈的目的

交谈的目的是在身体评估开始之前获得完整的老年人健康资料，从而为确立护理诊断提供重要依据，并可进一步为身体评估提供线索。如老年人主诉咳嗽、咳痰、头痛等，身体评估时就要重点检查上呼吸道。

（二）交谈的内容

交谈内容包括老年人的过去史，包括手术、外伤史，食物、药物等过敏史，日常生活活动和社会活动能力，目前健康状况，急慢性疾病，疾病发生的时间及主要的症状有无变化、治疗护理情况、恢复程度，目前疾病的严重程度和相关的影响因素等。

（三）交谈的方式

1. 正式交谈　事先通知老年人，有准备、有目的、有计划地交谈。这种交谈方式可以使话题紧紧围绕交谈目的进行。正式交谈一般分为 4 个阶段：①准备和计划阶段。制定交谈提纲，创造和提供良好的交谈环境。②交谈初期。是收集资料的开始，首先要介绍自己，并交代交谈的目的和所需的时间，交谈的整个过程都应以收集资料为中心。③交谈中期。证实或核实资料，未听清楚的问题可再次提问以核对清楚。④交谈末期。分析和整理资料，正式交谈结束。

2. 非正式交谈　指护理人员与老年人之间的随意交谈，这种交谈并无准备，是评估者在日常工作中，经常与老年人进行语言上的沟通，谈话范围不受限制。这种方法让老年人自由表达，可从中了解多种信息，交谈的效果取决于交谈双方相互信任的程度。

（四）交谈的技巧

1. 建立良好的关系　采集健康史前首先应自我介绍，说明健康史采集的目的，在采集过程中要有足够的耐心，要尊重和关爱老人，仔细询问并耐心倾听。

2. 选择舒适的环境，保持合适的距离　环境应安静、舒适、光线柔和、温湿度适宜。安排座位时，不宜让老年人面对门或窗户，以免他人走动分散其注意力；护理人员与患者不宜面对面坐，座位呈 90°角比较适宜，这样有利于减轻老年人的心理压力，同时护理人员能看清交谈对象的面部表情及口型、听清对方的声音、伸手可触及对方，便于交流与反馈

3. 及时核实　对前后矛盾、含糊不清或存有疑问的内容，应及时核实以获得最准确的信息。

4. 询问简明得体　对有记忆功能障碍、语言表达功能障碍及认知功能障碍的老年人，询问时要简明得体，必要时应向其家属或照顾者咨询以获取资料。

5. 运用恰当的沟通技巧　与老年人交谈时，语速要慢，语调平和，语音要清晰、通俗易懂、重点突出，有适当的停顿和重复。在采集的过程中应显示出对其回答的问题表示关心，对其陈述表示理解、认可和同情，并做好相关内容的记录。对由于认知障碍而无法理解的老年人，应善于运用非语言沟通技巧，如适当的目光接触、温和的情绪、治疗性触摸、恰当的手势等。

知识拓展

使用手势语

听力障碍的老人或生病的老人，可以用手势语向护理人员传达自己的意愿，如要吃饭、喝水、上洗手间等。同时，手势语还可以提高指关节的灵活度，锻炼手指。

通过学习手势语，可以提高老年人手与脑之间的协调能力。而且，很多手势语动作都是高度虚拟实际，如同"你来比划，我来猜"游戏一样，可以提高老人想象力，同时可以增加老人与护理人员之间的默契。

（五）影响交谈的主要因素

护理人员与老年人的关系和文化差异、交谈技巧、交谈环境、老年人的年龄和健康状

况等是影响交谈的主要因素。

1. 与老年人的关系 交谈开始前，护理人员先向老年人作自我介绍，说明交谈的目的，并作出对病史内容保密的承诺，与老年人建立相互信任的关系，可促进交谈的顺利进行。

2. 交谈技巧 交谈一般从主诉开始，提问应先选择一般性易于回答的问题。为了证实或确认老年人所述，可直接提问，但应避免套问或诱导式提问，同时也应避免使用过于专业的医学术语，如里急后重等，以免老年人听不懂或误解。

3. 交谈环境 保证交谈环境安静、舒适和私密性，光线、温度应适宜。

4. 交谈时间 交谈时间不宜太久，考虑到老年人注意力及身体等方面，一般控制在 30 分钟之内为宜。

5. 文化差异 不同文化背景的人在人际交流的方式及对疾病的反应方面存在着差异，护理人员应理解其他文化的信仰和价值观，熟悉自己的文化与其他文化间的差异。

> 📚 **考点提示**
> 与老年人交谈的技巧。

三、测试法

测试法是指用标准化的量表或问卷，测量老年人的身心状况。量表或问卷的选择应根据老年人的具体情况来确定，注意考虑量表或问卷的信度及效度。

（一）量表评估法

用于老年综合健康评估的主要量表有：OARS 量表（美国老年人资源与服务评估量表，older American resources and services）、CAR 量表（综合评价量表，the comprehensive assessment and referral evaluation）等，其评估内容包括躯体健康、精神健康、日常活动能力、经济和社会健康等方面。在评估老年人日常生活能力时，常使用日常生活活动能力量表（ADL 量表）、工具性日常生活活动能力量表（IADL 量表）等；用于老年人心理状况评估的量表有汉密顿焦虑量表（Hamilton anxiety scale，HAMA）、Zung 焦虑自评量表（self-rating anxiety scale，SAS）、汉密顿抑郁量表等。

（二）问卷调查法

问卷是指有详细问题和答案的调查表。问卷调查法是通过填写问卷来收集、整理、分析统计资料的一种方法，广泛应用于护理学、社会学、心理学、经济学等领域。

1. 问卷的类型 根据调查者对问卷内容的控制程度，分结构型问卷和非结构型问卷。

（1）结构型问卷 又称标准化问卷或控制式问卷。其特点是每个问题的提问方式及可能答案都是固定的，提问方式在调查时不能改动，所有答卷人都回答相同结构的问题。结构型问卷适用于大规模的调查，便于资料处理和数据分析。结构型问卷根据答案形式又分封闭式、半封闭式和开放式。

封闭式问卷是指对提出的问题规定了答案，调查对象只能从已给的答案中进行选择的问卷。如："您喜欢爬山吗？" A 很喜欢；B 喜欢；C 不喜欢。

开放式问卷是指只提出问题，不提供任何可能答案，由调查对象自由作答的问卷。开放式问卷中所列的每个问题对每一个调查对象来说都是一样的，但调查对象可以根据自己的情况，针对问卷的问题自由做答。如："您对目前的居家养老服务有何看法？"。

半封闭式问卷是指封闭式与开放式相结合的问卷。其形式有两种：一种是除给出一定的标准答案以供选择外，还相应列出开放型问题以备回答。如："您爱好哪种运动？"（选择一种），A. 篮球；B. 排球；C. 足球；D. 网球；E. 其他。另一种是问卷的一部分问题是封闭式的，另一部分是开放式的。

（2）非结构型问卷　是指事先不准备标准表格、提问方式和标准化答题形式，只是限定调查方向和询问内容的问卷，然后由调查者和被调查者就其调查内容自由交谈。

2. 测试过程中的质量控制　使用问卷或量表进行健康评估时，无论采用何种方法，均需考虑数据的真实性，因此必须做到质量控制。①应进行测试员的培训，护理人员是问卷或量表测试的具体实施者，测试前进行统一的培训，逐条解释每个条目的意思，避免理解有误。②采用"一对一"面谈的方式，保证问卷或量表填写内容的规范性、科学性和真实性。③要双人核查，确保回收问卷的内容准确性和完整性。

> **考点提示**
> 问卷调查过程中的质量控制。

四、体格检查的方法

护理人员通过自己的感官或借助简单的检查工具对老年人的组织、器官、系统的结构和功能进行大体的判断，以发现老年人身体方面的异常。通过体检所获得的资料多为客观资料，是老年人健康状况的真实反应。体检一方面可证实交谈所获资料，同时又可弥补其不足，为形成老年人护理诊断、制定护理计划提供依据。

（一）体格检查的基本方法

1. 视诊　是通过视觉观察评估对象的全身和局部表现的一种检查方法。既可观察到评估对象的一般状态，如发育、营养、意识状态、面容、体位等，又可观察评估对象身体某一部位的情况，如皮肤、黏膜、舌苔、胸廓、骨骼关节外形等。检查位置较深且光线不宜到达的部位（如咽部、耳道、鼻腔等）需借助深部照明工具，如手电筒、额镜等进行检查。对于特殊部位（如鼓膜、眼底等）则需用某些仪器（如耳镜、检眼镜等）帮助检查。

2. 触诊　是评估者通过手的感觉进行检查的一种方法。适用于体表温度、湿度、震颤、波动、摩擦感、移动度、压痛，以及脏器肿块的位置、大小、轮廓、表面性质、硬度等检查。触诊的方法包括浅部触诊法和深度触诊法。浅部触诊法通常用右手轻轻平放于检查部位，利用掌指关节和腕关节的协同动作进行柔和的滑动触摸，试探有无肿块、触痛、抵抗或肿大脏器等。此法适用于体表浅在病变、关节、软组织，浅部的动脉、静脉和神经、阴囊、精索等检查。深部触诊法是检查时用一手或两手重叠，由浅入深，逐渐加压以达深部。

触诊应注意以下几点：①检查前应先向评估对象讲明检查目的和配合动作，检查时手要温暖，动作轻。评估者一般位于评估对象的右侧，面向评估对象，随时观察有无痛苦表情。有时也可位于评估对象的对面或背面，如检查颈部淋巴结或甲状腺时。②评估对象的体位应随检查目的不同而有区别。如触诊腹部时，一般采用仰卧位，低枕，两手安放于躯干的两侧，两腿屈起并略分开，尽量使腹壁肌肉松弛。对有呼吸困难的评估对象进行触诊时，可让评估对象取半卧位，以免平卧位使呼吸困难加重。③对腹痛评估对象的检查，宜从无痛部位开始触诊，最后检查患部，避免因疼痛和精神紧张所致的腹壁紧张。

3. 叩诊　是指评估者用手指叩击或以手掌拍击被检查部位，使之震动而产生声响，根据震动和声响的特点来判断该部位有无异常的检查方法。叩诊包括直接叩诊法和间接叩诊法。

（1）直接叩诊法 包括指叩法和拍叩法。指叩法是将右手中指各关节稍屈曲，利用腕部的屈伸动作，用指端叩击被检查部位的一种方法。拍叩法是用并拢的右手第2~4指的掌面拍击被检查部位的方法。

（2）间接叩诊法 是评估者将左手中指的第二指节紧贴放在被检查部位，作为板指，但勿加压，其余四指和手掌微微抬离被检表面；右手中指为叩指，各指节屈曲，前臂不动，仅利用腕关节的活动带动叩指，使其指端垂直地叩击在左手中指第二指节上。叩击后，叩指应立即弹起，以免阻碍被叩部位的震动。

叩诊应注意：①叩诊时嘱评估对象尽量端坐放松，充分显露被检部位。叩诊应左右对比，即使单侧有轻微异常，也易于发现。②叩击动作尽量灵活、短促、富有弹性，每个部位叩诊时，每次只需连续叩击2~3下，避免连续叩击对叩诊音的分辨造成干扰。③叩击力量应视具体情况而定。小而浅的病灶宜取轻度叩诊法；被检部位范围较大或位置较深时，宜取中度叩诊法；当病灶大或深时，则需使用重度叩诊法。

4. 听诊 是用听觉听取身体各部位发出的声音而判断正常与否，包括直接听诊法和间接叩诊法。直接听诊法是评估者用耳直接贴附于评估对象的体表进行听诊的一种方法。间接听诊法是利用听诊器进行听诊的方法。

听诊应注意：①环境要安静，室温要适宜。指导评估对象采取适当体位，作好配合动作，如深呼吸等。②放置听诊器胸件时，以能与皮肤紧密接触为度，不应太紧或太松，以免影响声音的传导。③听诊时，注意排除伪的音响，如听诊器与皮肤的摩擦音、肌肉收缩音等。

5. 嗅诊 是利用嗅觉辨别评估对象呼出的或身上散发出的气味的检查方法。嗅呼出气味时，评估者应位于评估对象的侧面，用手将其呼气扇向自己的鼻部，然后仔细判断气味的性质。如呼气味中，刺激性大蒜味见于有机磷农药中毒；烂苹果味见于糖尿病酮症酸中毒；氨味见于尿毒症等。

（二）不同部位的检查

1. 一般状态 一般状态检查与评估包括生命体征（体温、呼吸、脉搏、血压四项指标）、疼痛、性别、年龄、发育与体型、营养状态、意识状态、语调与语态、面容与表情、体位、姿势与步态等。以视诊为主，配合触诊进行。

（1）生命体征测量 包括体温、脉搏、呼吸、血压的测量。

（2）疼痛评估 采用数字评分法或改良面部表情评分法，分别用0~10或不同表情描述不同程度的疼痛。

（3）营养状态评估 采用测量身高和体重、体重质量指数、测量皮脂厚度三种方法，常用的是体重质量指数法。

2. 皮肤、淋巴结 皮肤评估以视诊为主，配合问诊和触诊。淋巴结分布于全身，触诊是检查浅表淋巴结的主要方法。检查者将示、中、环三指并拢，其指腹平放于被检查部位的皮肤上进行滑动触诊。被检老人取坐位，也可取仰卧位，全身放松。检查者依次对评估对象的耳前、耳后、乳突区、枕骨下区、颈后三角、颈前三角、锁骨上窝（图2-1）及腋窝、滑车上、腹股沟、腘窝淋巴结进行触摸。

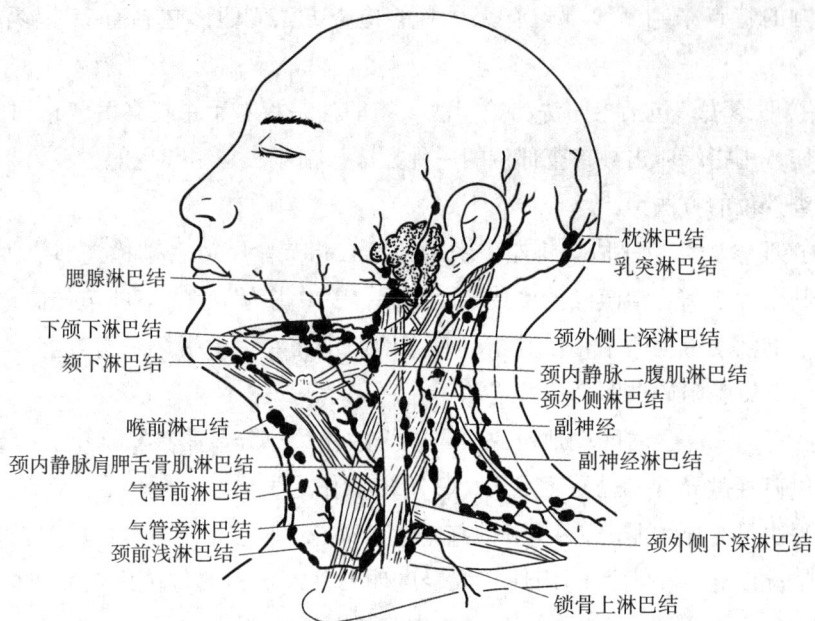

图 2－1　颈部淋巴结

3. 头面部

（1）耳部　①检查外耳道。嘱受检者面向一侧，检查者用拇指及示指将耳廓向外上方牵拉，使外耳道伸直，进行观察。注意耳廓有无牵拉痛，外耳道有无堵塞、红肿或分泌物。②乳突。观察乳突部有无皮肤红肿，有无瘘管和瘢痕等。用手按压乳突部，询问受检者有无压痛。

（2）听力　检查方法是在安静环境下，嘱评估对象闭目坐于椅子上并用手指堵塞非受检耳。评估者持机械手表 1 m 外逐渐移近耳部，直至评估对象听到手表的"滴答"声为止，或者嘱评估对象用手指堵塞一侧耳道，检查者以拇指和示指互相摩擦，自 1 m 以外逐渐移近至受检者听到声音为止。正常听力者约在 1 m 处可听到机械表的"嘀"声和捻指音。

（3）鼻　嘱受检者头稍后仰，检查者用拇指抬起其鼻尖，可借助手电筒照明以观察鼻腔。注意有无鼻中隔偏曲和穿孔，黏膜有无肿胀、出血和萎缩，有无分泌物及其性质如何。

（4）口腔　主要通过视诊检查。如可嘱被检者伸舌，观察有无偏斜、设计大小以及是否对称。检查咽部和扁桃体时，评估者用压舌板迅速下压舌前 2/3 和舌后 1/3 交界处，观察软腭、腭垂、扁桃体、咽后壁。

4. 颈部　受检者取坐位，充分暴露颈肩部，观察其颈部外形，注意有无斜颈、颈部活动受限。嘱受检者仰卧，去枕。检查者用两手将受检者头部轻轻向左右转动，然后将左手放在其枕部，轻抬头部向前屈曲，感觉颈部阻力有无增加，判断有无颈项强直。评估颈部有无包块，注意包块部位、数目、大小、质地、活动度、表面情况、与邻近器官关系、有无粘连和压痛。

5. 甲状腺　首先通过视诊评估，正常人甲状腺外观不突出。甲状腺肿大时可见其随吞咽动作而向上移动。注意观察其大小及两侧是否对称。触诊甲状腺大小、两侧是否对称、质地、表面情况、有无结节及囊性感、压痛、震颤等。触诊方法有以下两种。

（1）从后方触诊 检查者站在受检者背后，双手拇指放在颈后，用其他手指在甲状软骨两侧进行触摸，同时嘱受检者做吞咽动作。

（2）从前方触诊 检查者在受检者前面，以左手拇指置于甲状软骨下气管右侧，向左轻推右叶，右手手指触摸甲状腺左叶，用同样方法检查右叶。听诊当触到肿大的甲状腺时，应以钟型听诊器胸件直接放在肿大的甲状腺上进行听诊。甲状腺功能亢进时，可闻及低调的连续性静脉"嗡嗡"音。

6. 乳房 根据检查需要，老年人取坐位或卧位，充分暴露胸部，一般先视诊后触诊，视诊观察乳房颜色有无改变，如红、肿、溃疡、色素沉着、瘢痕、橘皮样变、局部皮肤回缩等。注意乳头的位置、大小、两侧是否对称，有无乳头内陷，有无分泌物，乳晕的颜色等。触诊乳房时，可请被检查者取坐位，先两臂下垂，然后两臂高举过头或双手叉腰再行检查。触诊时，检查者的手指和手掌应平置于乳房上，应用指腹，轻施压力，以旋转或来回滑动的方式进行触诊。触诊时应注意以下几点。

（1）质地与弹性 正常乳房触诊时有模糊的颗粒感和柔韧感，老年人乳房则多松弛且呈纤维结节感。

（2）压痛 着重注意有无红、肿、热、痛。恶性病变极少出现压痛。

（3）包块 触及乳房包块时，要注意其数量、部位、大小、外形、质地、有无压痛和活动度（与周围组织的粘连程度）。乳头有无硬结、弹性消失和分泌物等。

7. 心、肺

（1）肺评估 老年人一般取坐位或卧位，充分暴露胸部。一般先检查前胸部和两侧胸部，然后再检查背部，同时注意左右是否对称，并进行对比。肺和胸膜的检查一般按视、触、叩、听的顺序进行全面系统地检查评估。视诊时主要是观察呼吸运动，要注意其频率、节律、深度，以及两侧呼吸运动是否对称。触诊检查老年人的胸廓扩张度、语音震颤及胸膜摩擦感。叩诊用于胸廓和肺部的叩诊方法有间接叩诊法和直接叩诊法两种，以间接叩诊法最为常用。听诊是肺部评估最重要的部分。评估对象取坐位或卧位，精神放松、呼吸均匀。听诊一般从肺尖开始，自上而下，先前胸、后侧胸、再背部，同时要进行两侧对比。听诊的主要内容包括听诊有无呼吸音、啰音、语音共振和胸膜摩擦音等异常声音。

（2）心脏评估 是全身评估的重要组成部分。一般按视、触、叩、听的顺序进行全面系统地检查评估。触诊的方法是检查者以右手全手掌、手掌尺侧或示指、中指及无名指指腹并拢在心前区各个部位进行触诊。心脏叩诊方法为老人取卧位，评估者以左手中指作为叩诊板指，平置于心前区拟叩诊的部位，用右手中指垂直叩击板指。心界叩诊要遵循先左后右、自下而上、由外而内的原则。听诊顺序通常从心尖区开始至肺动脉瓣区，然后是主动脉瓣区、主动脉瓣第二听诊区，最后为三尖瓣听诊区。也可按照发病率的高低为序，先听诊心尖区，其次为主动脉瓣区、主动脉瓣第二听诊区，再肺动脉瓣区，最后为三尖瓣听诊区（图2-2）。听诊内容包括心率、心律、心音、额外心音、杂音及心包摩擦音。

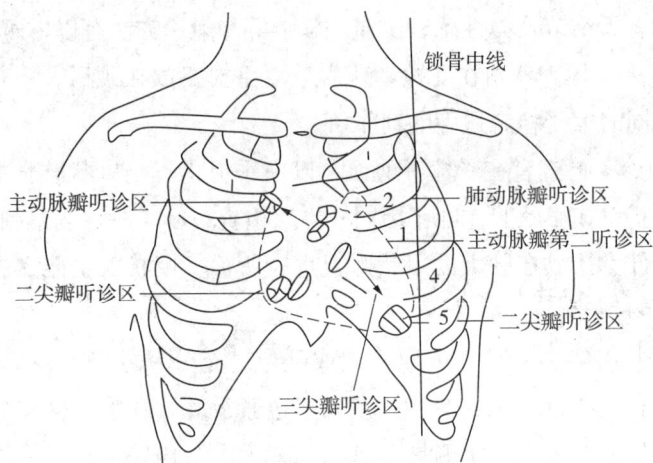

图2-2 心脏听诊顺序图

8. 脊柱、四肢和关节

（1）脊柱 脊柱的病变主要表现为疼痛、姿势或形态异常以及活动受限等。评估时以视诊为主，结合触诊和叩诊，应注意其弯曲度、有无畸形、活动范围是否受限以及有无压痛、叩击痛等。

脊柱弯曲度检查：检查时让老年人取站立位或坐位，双臂自然下垂，人稍前倾，从后面观察脊柱有无侧弯。评估者用手指沿脊椎的棘突尖以适当压力往下划压，致皮肤出现一条红色充血痕，用于观察脊柱有无侧弯。正常人脊柱无侧弯。

脊柱活动度检查：让老年人作前屈、后伸、左右侧弯和旋转等动作，以观察脊柱的活动情况及有无变形。若已有外伤性骨折或关节脱位时，应避免脊柱活动，以防止损伤脊髓。

脊柱压痛和叩击痛：嘱老年人取端坐位，身体稍向前倾，评估者以右手拇指自上而下逐个按压脊椎棘突及椎旁肌肉。正常每个棘突及椎旁肌肉均无压痛。若某部位有压痛，提示压痛部位的脊椎或肌肉可能有病变或损伤，并以第7颈椎棘突骨性标志计数病变椎体的位置。

（2）四肢及其关节 对四肢及其关节的评估常使用视诊和触诊，观察肢体位置、四肢及其关节的形态、活动度或运动情况等。关节活动可用主动运动和被动运动两种形式表示。主动运动指评估对象用自己力量活动，能达到的最大范围称为主动关节活动范围。被动运动指用外力使关节活动，能达到的最大范围称被动关节活动范围。人体内以肩关节活动的范围最大，可屈曲、外展、内收、外旋、内旋等。肘关节和指关节只能作伸、屈运动；腕关节除屈伸外，也可作外展、内收运动；髋关节可作屈、伸、外展、内收、外旋和内旋运动；膝关节也以屈、伸运动为主，但半屈位时小腿可作小幅度旋转；踝关节可作背屈、跖屈、内翻和外翻运动；趾关节只能作背屈、跖屈运动。

9. 神经系统

主要包括脑神经、运动系统、感觉系统、神经反射以及自主神经功能的评估。最常用的是运动功能和感觉功能评估。

（1）运动功能评估 一般包括肌营养、肌张力、肌力、不自主运动和共济运动。①肌营养。观察和比较双侧对称部位的肌肉有无萎缩及假性肥大。萎缩主要见于下运动神经元损害及肌肉疾病，假性肥大常见于进行性肌营养不良症。②肌张力。指肌肉松弛状态下做被动运动时所感到的阻力，或触摸肌肉时的硬度。③肌力。指肢体随意运动时肌肉最大的收缩力，检查时需两侧对比。肌力采用0~5级的六级记录法。0级：肌肉完全瘫痪，无任何肌肉收缩。1级：有肌肉收缩，但不能产生动作。2级：肢体能在床面上移动，但不能抬离床面。3级：肢体能抬离床面，但不能抵抗阻力。4级：肢体能抵抗阻力，但较正常差。5级：正常肌力。

（2）感觉功能评估评估　感觉功能时，老人要处于清醒、合作、闭目状态，护理人员采取左右、近远端对比的原则，对感觉减退者应从感觉减退区移向正常部位，必要时可多次重复检查，避免使用暗示性问话。主要包括浅感觉、深感觉、复合感觉检查。

> **考点提示**
> 老年人身体评估的方法。

（三）体格检查的注意事项

在为老年人进行体格检查的全过程中，结合其身心变化特点，护理人员应注意以下事项。

1. 提供适宜的检查环境　因机体代谢率的下降，感觉功能的减退，体温调节功能的降低，老年人对温度变化的耐受性差，容易受凉感冒。因此，应注意调节室温，冬季不低于22 ℃，夏季不低于25 ℃。评估过程中，环境应安静、无干扰，可留1～2位熟悉老年人病情的陪护人员；避免光线的直接照射，注意保护老年人的隐私。

2. 安排充足的检查时间　老年人常常思维能力下降、反应迟钝、行动迟缓、语速较慢，而且多病共存、病情复杂，需要比较长的时间做健康评估，护理人员应根据老年人的具体情况合理分次进行。

3. 运用合适的沟通技巧　老年人听觉、视觉功能逐渐衰退，交谈时会产生不同程度的沟通障碍，为进行有效沟通，护理人员应掌握一定的沟通技巧，包括语言沟通和非语言沟通，检查过程中要尊重老年人，采用关心、体贴的语气，缓慢的语速，清晰的语音，通俗易懂的语言，并注意适时停顿，必要时重复，增进与老年人的情感交流；为认知功能障碍的老年人收集资料时，询问要简洁得体，必要时可由其家属或照顾者提供资料。

4. 选择得当的检查方法　根据检查要求选择合适的体位，全面而有重点的查体；检查温觉、痛觉时，注意刺激适当，不要损伤老年人；尽量避免应用引起老年人不适或痛苦的操作，如检查关节被动运动时不要用力过大，避免造成损伤或关节脱位。

> **考点提示**
> 老年人健康史采集过程中的注意事项。

5. 做好各项检查记录　确定与年龄相关的正常变化及现存或潜在的健康问题；确定功能状态。

实训情境设计

【实训目的】

1. 运用健康评估方法对老年人进行身体评估。
2. 使学生掌握与老年人有效沟通的技巧。

【实训情景设计一】

王奶奶，78岁，老伴三年前去世，王奶奶常年独居，儿子在外地上班，两天前在家弯腰捡东西时跌倒，医院诊断为"股骨骨折"，目前住院治疗。

（1）运用观察法对王奶奶的健康状况进行评估，找到王奶奶跌倒的危险因素。

（2）请为王奶奶进行体格检查。

【实训要点提示】

1. 在教师的指导下，学生 2～3 人为一组进入实训地点。根据王奶奶具体情况合理安排评估时间，必要时分次分段进行。

2. 向王奶奶说明本次实训的方法和意义，取得配合。如出现沟通障碍时，要注意采用体贴的语气，保持语音清晰，语言通俗易懂，并减慢语速、适时停顿，必要时重复，来增进与老人之间的情感交流。

3. 环境准备，调节室内温度为 24～26 ℃，保持环境安静，避免光线直射，注意保护老年人的隐私。

4. 经过王奶奶同意后，进入她家里，运用观察法对她的健康状况进行评估。

【实训情景设计二】

孙奶奶，80 岁，经家属反应其有尿失禁情况，但是碍于"面子"，她不愿意和护理人员说明这一情况。

（1）请模拟与孙奶奶交谈的情景，思考如何运用交谈法获得她的真实情况，并对她的尿失禁情况进行评估。

（2）评估目前存在或潜在的较突出的健康问题（列出依据）。

【实训要点提示】

1. 情景模拟越贴近现实，表演者越进入角色，效果越好。

2. 请同学们尽可能回想自己见过的同类情境，讨论后，进行情景训练。

3. 学生可以分小组进行，有表演者 4～5 人，分别扮演老年人、老年人家属、观察者、指导者、一名汇报者，在各组结束后，汇报感受和收获。

（郭莎莎）

第二节 老年人健康综合评估内容

案例导入

程爷爷，72 岁，原是某高校校长，有 40 余年吸烟史，每日 1～2 包，最近有明显的咳嗽、咳痰，上下楼梯时感上气不接下气；有高血压、糖尿病史，2 年前出现右侧肢体活动无力症状，经颅 CT 检查后以"脑梗死"住院治疗，好转出院后未有明显活动障碍症状，但半个月前再次出现右侧肢体活动不灵，做 MRI 检查提示"急性脑梗死"并住院治疗。现右手持物仍然不稳，情绪低落，少动懒言，家人及朋友多次劝其戒烟，无结果，反而抱怨说："离休后虽然无职无权，可连烟都不能吸吗？"

请问：

1. 综合评估程爷爷目前存在哪些问题？

2. 评估时应注意些什么？

3. 根据评估结果，应做哪些方面的健康教育？

老年人健康综合评估内容主要包括生理健康、心理健康、社会健康、生活质量等方面。

一、老年人生理健康评估

（一）老年人生理健康评估内容

老年人生理健康评估包括健康史的采集、生活形态和环境评估、体格检查、功能状态的评估、实验室检查及其他辅助检查。

1. 健康史的采集 老年人的健康史是指老年人过去和现在的健康状况，是生理健康评估的最基本环节，主要内容如下。

（1）基本情况 包括老年人的姓名、性别、年龄（出生日期）、民族、婚姻状况、职业、籍贯、家庭住址与联系方式、文化程度、宗教信仰、经济情况与医疗费用支付方式、入院时间等。

（2）健康状况 ①既往健康状况。包括既往疾病史、手术史、外伤史，注意询问所患疾病的时间、诊断、治疗与护理的经过及转归情况。②目前的健康状况。包括现存急、慢性疾病情况，疾病发生时间、发病时的主要症状和体征，治疗情况及恢复程度，目前疾病对生活的影响等。③过敏史。包括有无对食物、药物或环境中的物质过敏，并记录发生过敏的时间、过敏原和过敏史的主要表现。④家族史。包括有无家族性遗传性疾病，家属死亡的年龄及原因。

2. 生活形态和环境评估 ①生活形态包括老年人的饮食、睡眠、排泄、运动、性生活形态；有无不健康的生活方式和行为，如吸烟、酗酒、吸毒及性乱交等；生活是否有规律。②环境因素包括物理环境和社会环境，如居住地区环境、住房条件、就医环境及医疗保障情况，与配偶、子女及邻居、同事的关系等。

3. 体格检查的内容 根据老年人的生理变化和疾病特点，按照视诊、触诊、叩诊、听诊、嗅诊顺序，有目的、有重点地进行。

（1）全身状态 ①身高、体重。老年人自50岁身高逐渐缩短，男性平均缩短2.9 cm，女性平均缩短4.9 cm。老年人体重逐渐增加，在65~75岁达高峰，随后下降。②生命体征。体温：老年人基础体温略低于成年人，70岁以上的老年人感染时常无发热的表现，如果午后体温比清晨高1 ℃以上，应视为发热。血压：高血压和体位性低血压在老年人中较为常见，检查时应注意。一般建议让老年人先平卧10分钟后测量卧位血压，再于直立后1、3、5分钟时各测血压一次，如直立时任何一次收缩压比卧位时降低20 mmHg及以上或舒张压降低10 mmHg及以上，即为体位性低血压。③意识状态、智力意识状态的评估有助于判断有无颅内病变及代谢性疾病。通过测定老年人的记忆力和定向力，有助于早期痴呆的诊断。

（2）头面部检查 ①头发变成灰白色，发丝变细，稀少，并有脱发。②眼睛及视力由于眼部脂肪组织减少，眼球凹陷，眼睑下垂，瞳孔缩小，光反应变慢；泪腺分泌减少而眼干；角膜外因脂质沉淀形成老年环；晶状体柔韧性变差，睫状肌肌力减弱，迅速调节远近视力的功能下降，出现老视。异常病变可有青光眼、白内障、糖尿病性视网膜病变、眼底血管性病变等。③耳及听力外耳检查可有耳廓增大，皮肤干燥，失去弹性；由于中耳听骨的退行性改变，内耳听觉感受细胞退变、数目减少、耳蜗动脉血流减少而出现老年性耳聋甚至听力丧失。④鼻腔鼻软骨失去弹性，鼻黏膜萎缩变薄且干燥，嗅觉减退。⑤口腔由于毛细血管血流减少，口腔黏膜及牙龈呈苍白色；由于唾液分泌减少，口腔黏膜干燥；味蕾退化使味觉不敏感；牙齿颜色发黄、变黑，常有牙列缺失、牙齿松动断裂、义齿等。

（3）颈部检查　包括颈部活动范围、甲状腺和血管状况。老年人正常情况下颈部结构与成年人相似，无明显变化；颈项强直多见于痴呆、脑血管病、颈椎病及患有帕金森病的老年人。

（4）胸部检查　①乳房女性乳腺组织减少，乳房下垂、松弛变平坦。由于乳腺癌的高发年龄为40～60岁，检查时如发现乳头溢液和肿块，应高度怀疑为癌肿。②胸、肺部因胸廓前后径增大，横径相对较小，老年人胸廓呈桶状胸改变；因胸廓弹性降低、顺应性下降，扩张受限，呼吸肌肌力减弱，肺部通气功能减弱，出现胸式呼吸减弱，腹式呼吸增强，呼吸音减弱；因生理性无效腔增多，肺部叩诊常呈过清音。③心脏由于心排血量减少，动脉硬化，老年人易发生缺血性心脏病、心律失常，严重时出现心力衰竭。应重点检查有无心脏杂音、心肌肥厚及心脏扩大等改变。

（5）腹部检查　腹部检查的重点是胃肠道的听诊、脾脏的触诊、直肠的指诊，以确定有无溃疡病、腹部肿块、前列腺肥大等。

（6）泌尿生殖器检查　老年女性外阴逐渐萎缩，常出现外阴瘙痒、外阴炎等；阴道自净作用减弱甚至消失，易受细菌侵袭而发生老年性阴道炎；子宫颈变短，子宫及卵巢缩小。老年男性前列腺逐渐发生组织增生，引起排尿阻力增大，下尿道梗阻，出现排尿困难。

（7）脊柱与四肢　由于肌张力下降，腰脊变平，导致上部脊柱和头部前倾，椎间盘退行性变使脊柱后凸；由于软骨变性和骨质增生，关节退行性变，关节腔狭窄，关节活动范围受限。评估四肢时，重点检查各关节及其活动范围、动脉搏动情况，注意有无疼痛、肿胀、畸形及运动障碍等情况，注意有无下肢皮肤溃疡、足冷痛等。

（8）皮肤检查　检查内容包括皮肤的颜色、温度、湿度，皮肤的完整性与特殊感觉，有无癌前/癌病变。老年人皮肤温度和表浅静脉的充盈度有助于对血流量的判断，如手短暂下垂4～5秒手背静脉即可充盈并手足温暖，表示循环血量充足；而手下垂超过4～5秒静脉仍不充盈并四肢发冷，表示循环血量不足。

（9）神经系统检查　因运动神经和交感神经对神经冲动的传导减慢，老年人表现为反应迟钝，动作协调能力下降；老年人感觉功能减退，视、听、嗅、触、味、压痛、冷热感觉降低，可检查手足的精细触觉、针刺觉及位置觉，同时检查闭眼时手指的精细动作和握拳动作、下肢肌力、腱反射和膝反射。

4. 功能状态的评估　功能状态主要指老年人处理日常生活的能力，其完好与否影响着老年人的生活质量，评估内容包括日常生活活动能力、功能性日常生活活动能力、高级日常生活活动能力三个层次。

（1）日常生活活动能力　指满足个体每日必需的日常生活活动能力，包括更衣、进食、行走、如厕、大小便、整理仪容、上下楼梯等，是老年人最基本的自理能力，这一层功能的受限会影响老年人基本生活需要的满足。

（2）功能性日常生活活动能力　指老年人进行自我照顾、自我护理活动的能力，包括购物、做家务、使用电话、付账单、做饭、洗衣、旅游等，这一层的功能提示老年人是否能独立生活并具备良好的日常生活活动能力。

（3）高级日常生活活动能力　指老年人的智能能动性和社会角色功能，包括娱乐、职业工作、社会活动等。失去这一层次的功能将失去维持社会活动的基础，且该层能力的缺失要比上述两层出现的早，一旦出现缺失需要进行进一步的评估。

5. 辅助检查　包括血常规、尿常规、红细胞沉降率等常规检查；电解质、血脂、血糖等实验室检查；肝功能、肾功能、肺功能、内分泌功能等功能检查及心电图、影像学、内镜检查等其他辅助检查。

（二）老年人生理健康评估的原则

考虑到老年人的生理特点和疾病的影响，在进行生理健康评估时，应遵循以下原则。

1. 注意保暖。老年人的血流缓慢、皮下脂肪减少，比成年人更容易受凉，评估时应调节好室内温度，注意保暖，以 24～26 ℃为宜，并尽量减少身体暴露部位和暴露时间。

2. 选择舒适体位。根据评估要求，选择舒适的体位，一般取坐位或半坐位；有条件者可准备特殊检查床，床高应低于普通病床，易于起降。

3. 避免老年人过度劳累。如果做全面身体检查可分时段进行，避免老年人感到疲乏。

4. 注意全面检查易于发生皮肤损伤的部位，如骶尾部。

5. 在检查口腔和双耳时，应取下义齿和助听器。

6. 避免损伤由于老年人反应迟钝，感觉功能减退或消失，进行感知觉检查时需要用较强的刺激，应注意不要损伤老年人。

> **考点提示**
>
> 老年人体格检查的内容。

二、老年人心理健康评估

（一）老年期心理特点

根据心理专家观察研究发现，一般老年人的心理特点主要如下。

1. 脑功能下降，记忆力衰退　这是老年期最常见的症状，精神易兴奋和易疲劳交织。记忆力下降，智力减退，思维缺乏创造性，但是对综合分析能力和判断影响较小。

2. 情绪不稳定，自控能力差，经常被负面情绪控制　易激怒，经常产生抑郁、焦虑、孤独感、自闭和对死亡的恐惧等心理。

3. 趋向保守，固执己见　随着年龄的增长，老年人在评价和处理事物时，往往容易坚持自己的意见，不愿意接受新事物、新思想，经常以自我为中心，常常沉湎于旧事。

4. 统觉发达，判断准确　老年人能够运用一生中积累的宝贵经验指导后来的实践，经过周密考虑，更深刻地认识当前事物，准确判断，避免失误。

5. 喜安静、惧孤独，不耐寂寞　心理专家研究发现，多数老年人由于神经抑制高于兴奋，故不喜嘈杂、喧闹的环境，愿意在安静、清闲的环境中生活、工作和学习。

6. 希望健康长寿　老年人都希望自己有一个健康的身体，一旦生了病则希望尽快痊愈，不留后遗症，不给后辈增加负担，尽可能达到延年益寿。

（二）老年人心理健康的标准

综合国内外心理学专家对老年人心理健康标准的研究，结合我国老年人的实际情况，老年人心理健康的标准可以从以下 5 个方面评定。

1. 有正常的感知觉，有正常的思维，有良好的记忆　在判断事物时，基本准确，不发生错觉；在回忆往事时，记忆清晰，不发生大的遗忘；在分析问题时，条理清晰，不出现逻辑混乱；在回答问题时，能对答自如，不答非所问。

2. 有健全的人格，情绪稳定，意志坚强　积极的情绪多于消极的情绪，能够正确评价自己和外界事物，能够控制自己的行为，办事较少盲目性和冲动性。意志力非常坚强，能经得起外界事物的强烈刺激。

3. 有良好的人际关系　乐于帮助他人，也乐于接受他人的帮助；与家人、朋友等保持良好的人际关系；有集体荣誉感和社会责任感。

4. 能正确地认知社会，与大多数人的心理活动相一致　如对社会的看法，对社会道德伦理的认识等，都能与社会上大多数人的态度基本上保持一致。

5. 能保持正常的行为　能坚持正常的生活、学习、娱乐等活动；一切行为符合自己在各种场合的身份和角色。

（三）老年人心理健康评估内容

1. 情绪与情感的评估　情绪与情感的正常与否不但反映老年人的心理状态，而且直接影响躯体的功能状态。老年人的情绪相对复杂，其中焦虑和抑郁是最常见且需要干预的情绪状态。

（1）焦虑的评估　焦虑的老年人表现为紧张、不安、急躁、疑病、感觉异常、失眠、噩梦与夜惊等，但又不能说出明确的原因。常用于评估焦虑的量表有汉密顿焦虑量表（详见附录二）、焦虑状态特质问卷。

（2）抑郁的评估　情绪低落是抑郁的典型特征，典型的症状为失眠、悲哀、行动受限、自责等，严重时可出现自杀行为。处于抑郁状态的老年人承受着精神甚至躯体的极大痛苦，健康状况和生活质量受到严重影响，对抑郁的评估是老年人健康综合评估的重要内容之一。常用抑郁评估量表有汉密顿抑郁量表、老年人抑郁量表（详见附录三）、贝克抑郁量表等。

2. 认知状态的评估　认知是个人完成各种活动所需要的基本能力，随着年龄的增长，老年人会有不同程度的认知功能障碍，认知能力是心理健康评估的重要内容之一。评估范围和内容主要包括外观行为，如意识状态、姿态、穿着、打扮等；语言，如音量、速度、流畅性、理解力、复述能力等；记忆力和注意力，如短期记忆、长期记忆、学习新事物的能力；高等认知功能，如计算能力、抽象思考能力、结构能力等。常用评估量表有简易智力状态量表、长谷川智力（老年痴呆）量表和简易操作智力状态问卷等。

3. 应激的评估　进入老年期后，日常生活中的事件都可能给老年人带来压力，如果应对不当，将对老年人的身心健康造成危害。护理人员应及时了解有无压力源存在及压力源的性质、强度、持续时间和对老年人的影响，并正确评估老年人的应对能力，帮助其适应环境变化，促进身心健康。常用评估量表包括生活事件量表、各种应对方式问卷及社会支持量表等。

4. 精神价值观的评估　老年价值是社会主义人生观的一个重要组成部分，对老年人价值观评估的目的在于引导老年人正确对待自己、对待社会，也督促社会来关心、理解和正确对待老年人，从而协调人际关系，促进社会进步与发展。

> **考点提示**
>
> 老年心理健康评估内容。

三、老年人社会健康评估

（一）角色功能的评估

1. 角色功能评估的目的　老年人一生中经历了多重角色的转变，但是由于老化及某些功能的退化使其角色功能下降。对老年人角色功能的评估，目的是明确被评估者对角色的感知、对承担的角色是否满意、有无角色不良、以便及时采取干预措施，避免角色功能障碍给老年人带来不良影响。

2. 角色功能评估的内容 包括老年人过去的职业、退休时间、现在有无工作；个体所承担的角色及行为是否恰当；个体有无角色适应不良；角色改变对老年人生活方式及人际关系的影响等。

（二）文化与环境的评估

1. 文化评估 文化评估的主要内容有价值观、信念、宗教信仰和风俗习惯等，这些因素与老年人健康密切相关，决定着老年人对健康、疾病、老化和死亡的看法及信念。评估者以此为基础了解老年人的文化差异，为制定符合其文化背景和切合其实际的个性化护理措施提供依据。老年人的文化评估可通过访谈、提问的方式进行。

2. 环境评估 老年人的健康与其生活环境相互影响，通过对环境的评估，可以充分利用环境中对老年人健康有利的因素，消除和改善环境中不利的因素，从而提高老年人的生活质量。环境评估包括对物理环境和社会环境的评估，评估物理环境时应了解其生活环境、社区中的特殊资源及其对目前生活环境或社区的特殊要求；社会环境包括社会交往、风俗习惯、经济、法律、政治、文化、教育和宗教等。

> **知识链接**
>
> **身心健康的"五快三良好"**
>
> 1. 肌体健康的"五快"
>
> 食得快（内脏功能正常）
>
> 便得快（胃肠功能良好）
>
> 睡得快（兴奋、抑制功能协调）
>
> 说得快（头脑清醒，思维敏捷，中气充足，心肺功能正常）
>
> 走得快（躯体和四肢状况良好，精力充沛）
>
> 2. 精神健康"三良好"
>
> 良好的个性（性格温和、言行举止得当，意志坚强、感情丰富、热爱生活，心胸坦荡）
>
> 良好的处世能力（客观现实、自制力强、适应环境、情绪稳定、平衡能力好）
>
> 良好的人际关系（珍惜友情、善待友我、乐观自信、乐于助人）

四、老年人生活质量评估

（一）老年人生活质量与幸福指数

1. 老年人生活质量的内涵 中国老年医学会对老年生活质量（Quality of Life，QOL）的定义为60岁或65岁以上的老年人群身体、精神、家庭和社会生活满意的程度及老年人对生活的全面评价。

2. 老年人生活质量的特点

（1）生活质量是一个包含生理、心理、社会功能的多维概念。

（2）不但测量健康不良状态，也反映健康积极状况。

（3）更注重对疾病造成的躯体功能、心理状态及社会功能改变的测量，为卫生服务和社会服务需求提供间接的依据。

（4）评价主体是被测者。

（5）有文化依赖性，评价时必须建立在一定的文化价值体系中。

（6）生活质量评价既可反映群体健康，又可揭示个体生活质量高低。

📚 **考点提示**

老年人生活质量的特点。

3. 幸福指数 幸福指数（Gross National Happiness，GNH）简称幸福总值，是衡量人们对自身生存和发展状况的感受和体验，即人们幸福感的一种指数。随着年龄的增加老年人幸福指数会降低，提高和改善老年人生活质量，提升和增加老年人的幸福指数，是解决老龄化社会问题的重要手段。研究表明，老年人收入水平、教育水平对幸福指数的影响为正向作用；健全的婚姻是影响老年人幸福指数的重要因素；家庭关系及子女与社会的支持对老年人的幸福指数影响显著；进行休闲体育与幸福指数也有相关性。

（二）老年人生活质量评估

1. 老年人生活质量评估内容 包括躯体健康的评估、心理健康的评估、社会功能的评估及综合评价指标四个方面。

（1）躯体健康的评估 躯体健康是生活质量评价的最基本指标，主要从功能的角度反映老年人躯体健康状况，评估内容包括基本的日常生活活动、功能性日常生活活动、高级日常生活活动。

（2）心理健康的评估 包括反映正向健康的指标，有生活满意度和总体幸福感；负向健康的指标有情感平衡量表、抑郁量表、焦虑量表、行为和认知功能等。

（3）社会功能的评估 包括社会交往和社会支持两个方面，社会支持又分为情感支持和物质支持。

（4）角色功能的评估 指从事正常角色活动的能力，包括工作、社会活动、家务劳动等。

（5）主观健康的评估 为一个综合指标，可反映躯体功能、心理健康、患病情况等生活质量总体状况。

（6）影响健康的主客观因素评估 如经济状况、住房条件、家庭关系、邻里关系、慢性病的患病情况、卫生保健服务和社会服务的可及性、社会福利政策等。

（7）文化评估 生活质量评价必须建立在一定的文化价值体系中，常用的评估量表是老年人生活质量评定表。

2. 老年人生活质量常用评估工具 评估工具有生活满意度指数、幸福度量表、生活质量评定表等。

本章小结

老化是正常的规律，老化引起的生理、心理及社会的改变给老年人带来一系列的问题，作为医务工作者，掌握老年人的正常老化特点及测评量表的使用方法，为老年人进行躯体健康、心理健康、社会功能、综合评价四个维度的健康评估，对提高老年人生活质量，提升老年人幸福指数具有重要的现实意义。

习　题

一、选择题

【A1/A2 型题】

1. 身体评估的目的是（　　）。
   - A. 供评估健康史参考
   - B. 供评估心理和社会因素参考
   - C. 作为判断患者健康问题的依据之一
   - D. 处理健康问题的手段
   - E. 医生诊断工作的辅助手段

2. 触诊可以补充（　　）。
   - A. 视诊所不能确定的体征
   - B. 叩诊所不能确定的体征
   - C. 听诊所不能确定的体征
   - D. 嗅诊所不能确定的体征
   - E. 问诊所不能确定的体征

3. 护士获取客观健康资料的主要途径是（　　）。
   - A. 阅读病历及健康记录
   - B. 患者家属的陈述
   - C. 观察及体检获取
   - D. 患者的抚养人提供
   - E. 患者本人提供

4. 患者，女，65 岁，因乳腺癌入院。护士收集资料时，询问"您是否流产过？"这一提问属于（　　）。
   - A. 间接问题
   - B. 主观问题
   - C. 开放式问题
   - D. 闭合性问题
   - E. 非指导性问题

5. 有关触诊乳房说法正确的是（　　）。
   - A. 从内上象限开始
   - B. 从外上象限开始
   - C. 从内下象限开始
   - D. 从外下象限开始
   - E. 从中心开始

6. 有关交谈技巧的说法不正确的是（　　）。
   - A. 建立良好的护患关系
   - B. 采集健康史前首先应自我介绍
   - C. 要有舒适的环境，保持恰当的距离
   - D. 前后矛盾、含糊不清或存有疑问的内容，应及时核实
   - E. 尽可能询问老年人获得第一手资料，不应向家属或照顾者获取资料

7. 有关叩诊说法不正确的是（　　）。
   - A. 评估对象尽量端坐放松，充分显露被检部位
   - B. 叩诊中应左右对比
   - C. 应连续叩击，以清楚分辨叩诊音
   - D. 小而浅的病灶宜取轻度叩诊法
   - E. 病灶大或深，需使用重度叩诊法

8. 有关听诊和嗅诊说法不正确的是（　　）。

A. 环境要安静，室温要适宜

B. 放置听诊器胸件时，以能与皮肤紧密接触为度

C. 嗅呼出气味时，评估者应位于评估对象的对面

D. 听诊时，评估对象采取适当体位，作好配合动作，如深呼吸

E. 听诊时，注意排除伪的音响，如听诊器与皮肤的摩擦音、肌肉收缩音等

9. 对四肢及其关节评估的说法，正确的是（   ）。

A. 常使用视诊、触诊和叩诊

B. 关节主动运动指评估者用自己力量活动，能达到的范围

C. 被动运动指用外力使关节活动，能达到的最大范围

D. 肘关节和指关节能作伸、屈、外展、内收运动

E. 人体内以腕关节活动的范围最大

10. 有关肌力的评估，说法正确的是（   ）。

A. 对肌力的评估，是通过观察和比较双侧对称部位的肌肉有无萎缩及假性肥大

B. 2级肌力是有肌肉收缩，但不能产生动作

C. 肌力是指肌肉松弛状态下做被动运动时所感到的阻力

D. 肌力是指肢体随意运动时肌肉最大的收缩力，检查时需两侧对比

E. 肌力采用五级记录法

11. 最基本的老年人日常生活活动功能状况评估内容是（   ）。

A. 日常生活活动能力　　　B. 认知能力　　　C. 心理功能

D. 社会功能　　　E. 计算能力

12. 老年人躯体健康的评估不包括（   ）。

A. 健康史的采集　　　B. 身体评估　　　C. 功能状态的评估

D. 社会功能评估　　　E. 辅助检查

13. 老年人冬季容易出现皮肤瘙痒的原因，不包括（   ）。

A. 冬季晚上脱衣时寒冷刺激微血管收缩，兴奋神经末梢，引起皮肤瘙痒

B. 北方冬季有暖气，室内比较干燥，皮肤蒸发加快，角质层失水，伴有痒感

C. 沐浴水温较热，洗澡次数较频繁，用力搓擦

D. 老年人较少使用含有油脂的润肤剂

E. 皮肤老化，缺少皮脂滋润，角质层含水量极度降低

14. 关于生存质量的概念，下列说法错误的是（   ）。

A. 生存质量是一种健康测量技术

B. 世界卫生组织对生存质量的概念主要强调个体的主观评价

C. 生存质量主要测量个体或群体的健康不良程度

D. 生存质量的测量具有文化依赖性

E. 目前较公认的是躯体健康、心理健康、社会健康、综合评价四个维度

15. 观察老年人的皮肤弹性和干燥情况主要是了解（   ）。

A. 皮肤感染　　　B. 失水状态　　　C. 老年人体重

D. 浅静脉充盈度　　　E. 循环血量

16. 在衰老的进程中，老年人心血管系统发生的常见生理变化不包括（   ）。

A. 心肌收缩力下降　　　　B. 各器官血液灌注量减少

C. 动脉压和静脉压均升高　D. 心率减慢

E. 冠状动脉口径变小

17. 对记忆功能障碍的老年患者采集健康史时，应采用（　　）。

    A. 文字或图画书面形式交谈

    B. 耐心倾听，不要催促

    C. 向家属或陪伴者了解详细情况

    D. 始终保持与老年人的目光接触

    E. 以不同的表达方式重复老人所说的内容

18. 下列不符合老年性聋特点的是（　　）。

    A. 双侧对称性听力下降，以低频听力下降为主

    B. 听人说话，喜慢怕快，喜安静怕嘈杂

    C. 常有听觉重振现象，即"低音听不见，高音又感觉刺耳难受"

    D. 能听见但听不清楚别人说话

    E. 常伴有高频性耳鸣，开始为间歇性，渐渐发展成持续性

19. 下列关于老年期肝变化的叙述，错误的是（　　）。

A. 肝细胞变性、数量减少　B. 肝结缔组织减少　　　C. 肝功能减退

D. 肝解毒功能下降　　　　E. 合成蛋白能力下降

20. 关于老年人生理变化，描述错误的是（　　）。

    A. 由于呼吸道免疫功能低下，细支气管分泌物增多且易发生潴留，故老年人易患呼吸道感染

    B. 老年人尿浓缩、稀释功能降低

    C. 老年人胃酸分泌增多，使消化性溃疡发生概率增高

    D. 老年人糖代谢功能下降

    E. 老年人甲状腺素生成降低

21. 下面不属于老年人常见虐待行为的是（　　）。

A. 生理虐待　　　　　　　B. 心理虐待　　　　　　　C. 经济虐待

D. 过度关注　　　　　　　E. 忽视

22. 不属于日常生活活动能力内容的是（　　）。

A. 更衣　　　　　　　　　B. 如厕　　　　　　　　　C. 整理仪容

D. 行走　　　　　　　　　E. 做饭

23. 不属于功能性日常生活活动能力内容的是（　　）。

A. 整理仪容　　　　　　　B. 购物　　　　　　　　　C. 做家务

D. 使用电话　　　　　　　E. 付账单

【A3/A4 型题】

(24 ~ 25 共用题干)

马爷爷，65 岁，劳累后感到心前区疼痛，休息后可缓解，心电图检查 T 波倒置，诊断为冠心病收入心内科，体格检查：收缩压为 160 mmHg，舒张压为 90 mmHg，血脂偏高。

24. 有关马爷爷病情描述不正确的是（　　）。

A. 马爷爷血压为高血压　　　　B. 马爷爷血压为临界高血压

C. 马爷爷脉压增大　　　　　　D. 多有动脉硬化

E. 心前区疼痛为心肌缺血所致

25. 为爷爷测量血压时，血压计袖带下缘距肘窝距离是（　　）。

A. 1 cm　　　　　　　　B. 1.5 cm　　　　　　　C. 2~3 cm

D. 3.5~4 cm　　　　　　E. 5 cm

二、思考题

扫码"练一练"

王大爷，77 岁，有 30 年吸烟史，因"反复咳嗽、喘息 5 年余，再发加重 6 天"，以慢性阻塞性肺疾病收住入院。

请问：1. 作为护理人员，为王大爷进行肺部评估时需采取何种体位？

2. 对王大爷进行肺部评估的方法有哪些？

3. 肺部听诊的顺序是什么？

（蔡巧英）

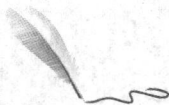

第三章 现代老年人健康促进技术

扫码"学一学"

📖 学习目标

1. **掌握** 老年人常见营养障碍性疾病的预防、老年人活动方案制定的基本要素及注意事项、老年人心理健康的促进技术。
2. **熟悉** 老年人的合理膳食建议、老年人运动应遵循的原则。
3. **了解** 老年人常见的心理需求、老年人运动的潜在危险。
4. 能够运用本章技能，对老年人进行营养、运动及心理健康进行指导。
5. 具有尊老爱老的意识。

随着我国经济社会快速发展，人民生活水平和医疗条件得到了很大提高，人口年龄结构正悄悄发生改变，老年人口数的逐年增加也促使老龄化进程逐步加快，老年人的健康受到更多人的关注。进入老年期，身体机能逐渐减退，慢性病的患病率不断攀升，尤其是高龄老年人。如何延缓衰老、预防疾病，提高老年人的生活自理能力和生活质量也是现代老年护理学的研究内容之一，本章主要从营养、运动及心理三个方面对健康老年人进行指导，为老年人度过一个健康、快乐的晚年提供保障，这对于促进社会发展，减轻社会负担也是十分必要的。

第一节 健康老年人饮食与营养促进技术

📫 故事点睛

旁白： 张护士是一名内分泌科护士，今天在巡视病房的时候发现 3 床患糖尿病的李大妈出现心慌、出汗，面色苍白、测脉搏 104 次/分，张护士怀疑李大妈发生了低血糖，询问饮食后，李大妈说："今天中午胃口不好，饭吃的少，但是现在是糖尿病，不敢吃糖"。张护士立即为李大妈补充血糖，并对李大妈进行饮食指导。

人物： 由两名学生分别担任故事人物，进行即兴表演。

请问：

1. 糖尿病病人发生低血糖时如何处理？
2. 李大妈在日常生活中应该如何控制饮食？

饮食与营养是维持人类生长发育的基础。与青年人和中年人对比，老年人内分泌和代谢、胃肠道等功能都发生了不同程度的改变，间接影响营养素的消化和吸收，因此了解老年人的营养需求，给予合理膳食建议，对预防因饮食导致的营养不良或营养过剩以及糖尿病、高血压等慢性病的治疗至关重要。

一、老年人的营养需要

老年人的食物应该多样化,保证能量及营养的摄入量。老年人口腔最明显的变化就是牙齿衰退、脱落、咀嚼肌肉萎缩,所摄入食物应以软烂为主,易于吸收;另外,由于幽门螺旋杆菌感染造成的慢性胃炎、胃溃疡在老年人中较为常见,这种感染可直接影响某些维生素及矿物质的吸收,从而引发疾病,例如维生素 B_{12}、叶酸和铁;对于有慢性肝肾疾病的老年人,更加注意蛋白质的摄入,尤其是优质蛋白,以防发生并发症,例如肝硬化摄入的蛋白质以植物蛋白为主,而尿毒症以摄入植物蛋白为主;而患有动脉粥样硬化的老年人,在保证营养供给充足的基础上,要适当降低脂肪食物的摄入量。可见,合理的饮食,不但能够预防疾病的发生,还能对预防慢性恶化发挥重要的作用。

1. 能量 老年时期的代谢特点是随着年龄增长,代谢能力逐渐下降,50 岁以后,每增加 10 岁能量需要大约降低 10%。60~69 岁组能量一般减少 20%,70 岁以上则下降 30%,合成代谢降低,分解代谢增高,两者失去了平衡,再加上体力活动相对减少,对能量的需要也会相对降低,因此老年人的能量供给,应以维持理想体重为宜。

一般来说,50~60 岁每日能量摄入为 8000~13000 kJ,60~70 岁的为 7530~9200 kJ,70 岁以后为 7100~8800 kJ 即可满足日常生活需要。也可以根据劳动程度进行估计,以一般的家务劳动为例,60~80 岁的男性的推荐摄入量约为 8000 kJ/d,女性约为 7500 kJ/d,但是由于劳动强度和性别等因素的影响,能量的摄入也可有所调整。

2. 蛋白质 蛋白质是生命的物质基础,生命运动、生长发育都离不开蛋白质,充足的蛋白质可以增强抵抗力,降低感染性疾病、自身免疫性疾病或肿瘤的发病概率。根据人的营养状况及生长发育等要求,以蛋白质摄入所产生的热量占食物总热量的 20% 为宜,达到供求平衡。

老年人体内的分解代谢大于合成代谢,蛋白质的合成能力下降,同时对蛋白质的吸收利用度也降低,易出现负氮平衡;加之老年人由于肝、肾功能和肠胃功能随年龄增加而有不同程度的降低,过多的摄入蛋白质反而加重了肝肾的负担。一般来说,每日按 1.0~1.2 g/(kg·d) 为宜,且宜多选用优质蛋白,因为优质蛋白中的氨基酸比例与人体本身蛋白质相似,更利于机体的吸收。蛋白质包括动物蛋白和植物蛋白,其中鱼、虾、禽肉和猪牛羊肉中(瘦肉)的动物蛋白含量较高,豆制品中的植物蛋白含量较高。一餐中蛋白质的含量占 11%~14%,最多不超过 20%。这些食物中含有较高的优质蛋白和微量元素,对维持老年人肌肉合成有益,辅以玉米、小米、新鲜的蔬菜水果等,能增加非必需氨基酸的摄入,使营养价值明显提高。

3. 脂肪 脂肪是人体必需的三大产热营养素之一,研究显示,每 1 g 脂肪可产生约 37 kJ 的热能,是蛋白质、碳水化合物的 2 倍多,是产生热能最高的一种营养素。每餐中脂肪的产热量应占总热量的 20%~30%,并尽量减少饱和脂肪酸和胆固醇的摄入,如尽量避免猪油、肥肉、牛油等动物性脂肪,多选用花生油、豆油、橄榄油、玉米油等植物油。但是若脂肪的摄入量低于总热量的 20%,可使热量摄入不足,严重者可发生营养不良;若高于 30%,可造成体内脂肪蓄积,长期摄入不但容易发胖,还容易发生高血脂、糖尿病等慢性病。

4. 碳水化合物 碳水化合物主要由碳、氢、氧三种元素组成，是为人体提供热量的三种主要营养素之一。充足的碳水化合物摄入，可以促进蛋白质发挥其功能，使蛋白质的利用率得到很大提高。碳水化合物来源于全谷类食物，如燕麦、荞麦、水稻、大麦、小麦及玉米和高粱等，这些食物中的80%为淀粉，在体内可被消化分解为葡萄糖。老年人耐糖量逐渐降低，血糖调节作用减弱，易发生血糖增高，因此不宜食用含蔗糖高的食品。另外，由于老年人肠道蠕动弱，机体活动减少，容易发生便秘，故摄入多种来源的碳水化合物十分必要。且尽可能选择豆类、蔬菜和水果，粗细粮合理搭配，以得到足够的膳食纤维。

5. 膳食纤维 对人体健康至关重要。膳食纤维被誉为"肠道清洁夫"，是健康饮食不可缺少的营养素。世界卫生组织提出，成年人每日应当摄入的总膳食纤维量为27～40 g，中国营养学会提出的我国成年人每日膳食纤维适宜摄入量为30.2 g。但据我国膳食营养调查发现，我国居民媒体膳食纤维的实际平均摄入量仅为12 g左右，远远没有达到推荐量，以致影响着老年人的健康。膳食纤维的作用非常广泛，它可以延缓碳水化合物的消化吸收，预防肥胖；改善神经末梢对胰岛素的感受性，调节血糖水平；促进肠道运动，刺激其蠕动，防止便秘；降低胆固醇吸收，防止心血管疾病；调节肠内微生物菌群的组成，提高人体免疫力，增强抵抗疾病的能力。

食物中的膳食纤维分为可溶性和不可溶性两种，前者包括水果中的果胶、海藻中藻胶以及由魔芋中提取的葡甘聚糖等，在棵麦粉、酸梅、柿子干、荞麦中含量也较丰富；不可溶性纤维主要指纤维素、木质素、半纤维素等，量大存在于谷物的麦皮，全谷类食物中，如麦麸、麦片、全麦粉、糙米、燕麦、荞麦、莜麦、玉米面等，蔬菜的茎叶、豆类及豆制品里也有。

如果饮食中的膳食纤维缺乏，可以导致肥胖、三高症（高血糖、高血脂、高血压）的发生。此外，包括乳腺癌、直肠癌在内的不少癌症都和缺乏膳食纤维有关；膳食纤维摄入过量会造成腹胀、消化不良，还会影响钙、铁、锌等营养素的吸收，降低蛋白质的消化吸收率，特别是老年人以及胃肠功能减弱、肠炎和肠道手术的患者更应注意以免造成不良后果。因此，建议老年人可以选择全谷、全麦食物做早点、用部分粗粮代替细粮，豆类食物适当增加、蔬菜和水果每日必吃，以保证膳食纤维的供应。

6. 维生素与矿物质

（1）维生素 维生素是机体维持正常功能所必须的物质，体内不能合成或合成较少，主要由食物供给。老年人对维生素的吸收率较低、排泄量大，因此老年人维生素缺乏也成为一种常见现象。临床上根据维生素的溶解性质分为脂溶性维生素和水溶性维生素。

脂溶性维生素包括维生素A、维生素D、维生素E、维生素K，这些脂溶性维生素与食物中的脂类并存，随同脂类一起被人体吸收。维生素A有两种，一种是维生素A醇，主要在动物性食物中，如肝脏，在鱼卵、全奶、奶油、蛋类中含量亦较高，另一种是β－胡萝卜素，可以从植物性食物中摄取，如菠菜、西兰花、莴苣、青椒等黄绿色蔬菜，另外在橘黄色水果中也较多；天然食品中维生素D的含量较低，相对含量高主要由海鱼、鱼卵、动物肝脏、蛋黄、奶油、奶酪等，瘦肉和奶类只含量很少；维生素E主要存在于各种植物油中，坚果、某些谷类尤其麦胚、绿叶蔬菜中也含有一定数量，肉、鱼类和水果中含量较少。

另一类维生素为水溶性维生素，包括维生素B族、维生素C和叶酸、盐酸及生物碱等，这类维生素不溶于有机溶剂，B族维生素主要存在于谷类、豆类、瘦猪肉、动物内脏中，肝、牛奶及发酵的豆制品中含量也较丰富；维生素C主要存在于各种新鲜的蔬菜水果中，如绿叶蔬菜、青椒、番茄、大白菜及枣、橘子、山楂、柠檬和猕猴桃中。虽然维生素是人体必需的，但是维生素摄入过多也会导致中毒，因此每种维生素的摄入量应严格控制，尤其是代谢不良的老年人。各种维生素摄入量的标准及要求见表3－1。

表3－1　中国老年人膳食维生素的推荐摄入量（RNA）和适宜摄入量（AI）

维生素	单位	年龄	
		60岁~	80岁~
维生素A	μg/d	男800/女700	男800/女700
维生素B₁	mg/d	男1.4/女1.2	男1.4/女1.2
维生素B₂	mg/d	男1.4/女1.2	男1.4/女1.2
维生素B₆	mg/d	1.6	1.6
维生素B₁₂	μg/d	2.4	2.4
维生素C	mg/d	100	100
维生素D	μg/d	15	15
维生素E	mg/d	14	14
泛酸	mg/d	5.0	5.0
叶酸	μg/d	400	400
烟酸	mg/d	男14/女11	男13/女10

（2）矿物质　①钙。老年人对钙的吸收利用降低，如果不能摄入充足的钙，很容易发生骨质退化性疾病，《中国居民膳食指南》推荐老年人钙的摄入量为1000 mg/d，奶制品和海产品中含钙量较丰富，可以适当多食用，除此之外，建议老年人多参加户外运动，晒太阳，促进维生素D的生成。②铁。作为血红蛋白合成的重要原料，食物中缺铁或铁吸收不良可导致缺铁性贫血。老年人群贫血患病率高于成人，故要适当补铁。《中国居民膳食指南》推荐老年人铁的摄入量为12 mg/d，避免贫血的发生。③锌和铬。有调节血糖代谢和加强胰岛素的功能。④硒。既能保护心肌免受自由基损伤，又能保护视网膜免受损伤，都应适当补充。

二、老年人的合理膳食建议

由于年龄增加，老年人的器官功能出现不同程度的衰退，如消化吸收能力下降、心脑功能减退、肌肉萎缩等，因此老年人更应该注意饮食及营养的摄入，防止各种营养过剩或营养不足疾病的发生，对于一些患有慢性疾病的老年人在饮食方面也有其要注意，防止并发症的发生。在《中国居民膳食指南（2016）》中指出，老年人的饮食应遵循以下原则。

1. 饮食应多样化，保证营养供应　保证每日有充足的蛋白质、维生素与微量元素的摄入；食物以细软为主，少食多餐，细嚼慢咽，既有利于食物与消化液充分混合，也避免了进食过快导致误吸的可能性；进餐的时间尽可能固定，可以一日三餐或一日四餐，有利于消化液和胰岛素的分泌，对于患有胃肠疾病或糖尿病的患者尤为重要；老年人在选择菜肴时应选择新鲜的蔬菜水果，因新鲜的蔬菜中含有的水分及维生素等营养成分较充足，预防便秘的发生。

2. 主动饮水 每次 50～100 ml，不要感觉到口渴才饮水，也可以清晨、睡前 1 小时各一杯水。首选白开水，水温与室温接近或略高于室温为最佳，每日的饮水量在 1200 ml 左右，患有心肺功能疾患或者是水肿的患者可根据自身情况进行调整。

3. 日常生活中监测体重的变化 每周测一次体重，并计算体重指数（BMI），体重指数 = 体重（kg）/身高（m²），正常值为 $18.5 \leqslant BMI < 24.0$，$<18.5$ 为消瘦，$24.0 \leqslant BMI < 28.0$ 为超重，>28.0 为肥胖，如果无特殊情况，体重在 30 天内下降 5% 以上，或者 6 个月内降低 10% 以上，应及时到医院就医。

考点提示
老年人饮食原则；体重指数的计算方法。

4. 食物摄入充足，鼓励家人陪伴进餐 研究发现，在家人陪伴下进餐可以使老年人心情愉快，身体机能处于最佳状态，利于食物的消化和吸收。

三、老年人常见营养障碍性疾病的预防

（一）老年人常见营养障碍性疾病

营养障碍（nutritional disorders）是指存在一种或多种营养物质过少、过多或比例不当，也可以兼有能量的过多或不足。这类疾病多与膳食营养密切相关，合理的膳食调配是治疗和预防相关疾病的基础，也是关键措施。老年人由于身体机能减弱、器官衰退等原因，更易发生营养障碍，尤其是患有慢性病的老年人常常伴有营养障碍。临床上常见的与营养障碍相关的疾病主要有肥胖、高血压、糖尿病、骨质疏松症、痛风、营养缺乏性贫血以及高脂血症等，这些疾病多与某种营养物质摄入过多或缺乏相关，因此调整饮食习惯或饮食结构对于延缓疾病的发展非常重要。

（二）老年人常见营养障碍性疾病的预防

1. 肥胖症 是指体内脂肪堆积过多和（或）分布异常，体重增加，是一种多因素引起的慢性代谢性疾病。通常用体重指数来衡量是否达到肥胖，也可用肥胖度进行判断。

（1）肥胖度判断 标准体重简易算法如下。

男：身高（厘米）- 105 = 体重（公斤）

女：身高（厘米）- 100 = 体重（公斤）

肥胖度（%）= ［实际体重（kg）- 身高标准体重（kg）］/身高标准体重（kg）×100%

判断标准：≥10% 为超重；>20%～29% 为轻度肥胖；>30%～49% 为中度肥胖；>50% 为重度肥胖

（2）病因 引起肥胖的原因较多，有遗传、饮食、精神以及其他疾病的影响等，其中饮食是主要因素。

（3）预防措施 ①控制总热量在保证能从事正常活动为前提下，逐渐降低饮食的总热量；②营养素供给均衡饮食上要严格控制脂肪的摄入、限制碳水化合物的摄入、保证足够的蛋白质摄入。每餐中脂肪、碳水化合物和蛋白质的摄入比例为 10%、65% 和 25%，同时限制糖的摄入；③适当补充维生素和微量元素多食新鲜的蔬菜水果，同时适当补充维生素和矿物质，尤其是钙、铁、维生素 C；④多食含纤维素丰富的食物该类食物中的纤维成分不易被消化道吸收，增加饱腹感的同时可以促进胃肠道蠕动，预防便秘，排除肠道内废物；⑤纠正不良的饮食习惯一日三餐，定时定量，细嚼慢咽，切勿暴饮暴食，忌食油炸食品，戒烟

考点提示
肥胖的预防措施。

限酒。

2. 高血压 是临床常见的慢性病,当体循环收缩压≥140 mmHg,和(或)舒张压≥90 mmHg即为高血压。多见于40以上的人群,男性发病率高于女性,老年高血压多以单纯收缩压升高为主。

(1)病因 根据病因是否清楚,高血压分为原发性高血压和继发性高血压两大类。原发性高血压是指病因不明的高血压,其发生与很多因素有关,60%的危险因素源于遗传基因,另外,高盐饮食是最主要的外在因素,吸烟、饮酒、肥胖、少动以及部分人存在情绪紧张等因素也会引起高血压。继发性高血压有明确的病因,往往是继发与其他疾病如肾动脉狭窄、嗜铬细胞瘤等。

(2)预防措施 ①减轻体重,控制在18.5≤BMI<24.0。②控制钠盐的摄入量长期摄入过高的钠盐可引起水钠潴留,增加体内的循环负荷,加重高血压。WHO推荐钠盐摄入量<5 g/d,因此要控制钠盐的摄入量,尽量减少食用烹饪用调料、咸菜、熏酱食品等。③补充钙和钾盐摄入新鲜的蔬菜、水果400~500 mg/d,补充钾盐。每日推荐纯牛奶500 ml,以补充钙盐。④限制高脂食物的摄入。⑤戒烟限酒。

> **考点提示**
> 高血压的预防措施。

3. 糖尿病 是由遗传和环境因素相互作用而引起的以慢性高血糖为共同特征的代谢异常综合征。主要分为四型:1型糖尿病、2型糖尿病、其他特殊类型的糖尿病和妊娠期糖尿病。随着人口老龄化、人们生活方式和生活水平的改变,糖尿病的发病率逐年增高,2型糖尿病的患病率远远高于1型糖尿病,本文主要探讨2型糖尿病。

(1)病因 2型糖尿病除了遗传因素作用外,与人口老龄化、营养因素、中心性肥胖、体力活动不足等多种因素有关。

(2)预防措施 ①控制总热量关键在于饮食控制,根据体重及活动量控制饮食,在总热量不变的情况下,每加入一种食物就要去掉另一种食物,当患者出现饥饿感时,可加入蔬菜、豆制品等食物;②严格限制各种甜食;③多食含纤维素高的食物,每日纤维素的摄入量在40~60 g为最佳;④监测体重变化每周定期测体重,如果体重升高>2 kg,应与医生共同查找原因;⑤限制食用油的摄入,可选用植物油进行烹调,少食动物内脏、蟹黄、鱼子等含胆固醇高的食物,忌食油炸食品、戒烟限酒;⑥防止低血糖的发生,可随身携带糖果或者小饼干。

> **考点提示**
> 糖尿病的预防措施。

4. 骨质疏松症 是一种以低骨量和骨组织细微结构破坏为特征,导致骨骼脆性增加,易发生骨折的代谢性疾病。本病各年龄阶段均可发病,多见于老年人。

(1)病因 正常成熟骨的代谢主要以骨重建形式进行,在激素、细胞因子等的调解下,骨组织不断吸收旧骨,生成新骨,骨吸收和骨生成在体内达到平衡,骨质净量无改变。骨质疏松症主要是由于骨吸收和骨生成之间失去平衡而引发。根据病因将骨质疏松症分为原发性和继发性,前者有两种亚型,Ⅰ型(绝经后骨质酥松)和Ⅱ型(老年性骨质疏松),Ⅰ型多与激素有关,Ⅱ型多见于老年人,主要由于骨吸收不良和骨生成受到影响而发生,例如维生素D的缺乏、钙摄入量减少或吸烟、高蛋白和高盐饮食等,病变主要集中在脊柱和髋骨。

(2)预防措施 ①补充钙剂和活性维生素D。钙元素摄入量>800~1200 mg/d,同时服

第三章　现代老年人健康促进技术

用维生素 D 5 μg/d（生理需要量），以利于钙吸收，也可以加强阳光照射。②补充维生素 A、维生素 C 及含铁的食物，利于钙吸收。③纠正不良的生活习惯，如戒烟酒、不饮咖啡、浓茶，适量限制蛋白质和盐的摄入。

考点提示
骨质疏松的预防措施。

5. 痛风　是慢性嘌呤代谢障碍所致的一组异质性疾病，主要以高尿酸血症、反复发生的痛风型关节炎、痛风石及肾炎为主要表现，临床可出现关节畸形及功能障碍，严重影响老年人的生活质量。

（1）病因　痛风分为原发性和继发性，前者属于遗传性疾病，与高血压、肥胖、血脂异常以及糖尿病关系密切。痛风的发生主要是体内嘌呤代谢的最终产物——尿酸增多，人体尿酸的 80% 来源于内源性，例如尿酸生成过多或肾脏排泄减少，尿酸以结晶形式沉积在关节周围组织并影响其功能是引起痛风急性发病和（或）痛风石疾病的主要原因。

（2）预防措施　①控制总热量饮食中热量应限制在 5020~6276 kJ 之间；②蛋白质的摄入量为 1 g/（kg·d），碳水化合物占总热量的 50%~60%；③限制嘌呤食物的摄入，如动物内脏、鱼虾蟹类、肉类、菠菜、蘑菇、黄豆、豌豆、咖啡等，饮食以清淡易消化为主；④戒烟忌酒；⑤可适当进食碱性食物，以碱化尿液，减少尿酸盐的沉积，如马铃薯、各类蔬菜、柑橘类水果等。

6. 营养缺乏性贫血　包括缺铁性贫血和巨幼细胞贫血，后者主要是由于体内缺乏叶酸和维生素 B_{12} 所引起的。

（1）病因　引起营养缺乏性贫血主要有两种，一种为巨幼细胞贫血，主要是维生素 B_{12} 和叶酸的缺乏，另一种为缺铁性贫血，主要与铁相关。老年人由于消化吸收功能减弱，维生素及矿物质的吸收减少同时伴有流失量增大，更易发生贫血。

（2）预防措施　①纠正不良的饮食习惯偏食、长期素食等都可造成贫血的发生；②多摄入含铁、维生素 B_{12} 和叶酸丰富的食物。含铁丰富的食物主要有动物肉类、肝脏、血制品、蛋黄、海带、黑木耳等；绿叶蔬菜、水果、谷类和动物肉类含有叶酸较丰富，维生素 B_{12} 含量丰富的有动物肉类、肝、肾、禽蛋以及海产品等；③促进铁吸收富含维生素 C 的食物能够促进铁的吸收，如小白菜、芹菜、苦瓜、柚子、南瓜、柿子等，根据 WHO 推荐，使用铁锅、铁铲等炊具；④去除影响吸收的因素，如与牛奶、咖啡、浓茶及抗酸药同服可阻碍铁的吸收；⑤掌握烹饪的技巧及注意事项，避免营养素的流失。

考点提示
营养缺乏性贫血预防措施。

7. 高脂血症　血脂异常是由于脂肪代谢或转运异常，是一种或几种脂质高于或低于正常的代谢紊乱状态。其中高脂血症表现为高胆固醇血症、高甘油三酯血症或混合型高脂血症（两者兼有）。

（1）病因　高脂血症与心血管疾病的发病密切相关，如冠心病、糖尿病、高血压等，常常同时出现。

（2）预防措施　饮食治疗是本病治疗的基本措施，应长期坚持。①避免进食高脂肪、高胆固醇的食物，如动物内脏、肉类，尤其是肥肉，禽类食物应去皮，另外还要注意烹调用油的选择，可选用植物油，少食用动物油。②控制饮食总热量，限制碳水化合物的摄入，防止多余的糖分转化为血脂。③多进食含纤维素丰富的食物。

考点提示
高脂血症的预防措施。

· 37 ·

实训情境设计

【实训目的】

1. 使学生体会营养障碍性疾病的老年人的痛苦。

2. 为患有高血压、糖尿病的老年人制定饮食计划。

【实训场景设计一】

张大妈，65 岁，退休在家，近一个月来无明显诱因出现多饮、多食、多尿，伴体重下降 10 kg，到当地医院查空腹血糖 11.3 mmol/L，诊断为 2 型糖尿病，给予二甲双胍和格列齐特治疗。治疗 1 周后，测空腹血糖 6.3 mmol/L，出院继续治疗。张大妈觉得糖尿病治疗很简单，并不像别人所说的那么可怕。今晨，张大妈在未进食的情况下外出晨练，约 5 分钟后感到心慌、出冷汗、手抖、有饥饿感，于是急送医院就诊。护理体检：T 36.2 ℃，P 105 次/分，R 23 次/分，BP 124/67 mmHg，身高 160 cm，体重 83 kg，意识模糊，查血糖为 3.4 mmol/L，确诊为低血糖，立即给予葡萄糖注射液静脉注射，张大妈意识逐渐清醒。目前张大妈能够正确认识饮食对于糖尿病的重要性。

（1）请模仿张大妈低血糖就诊的情景。

（2）作为一名接诊的护士，你应该如何接诊及处理张大妈病情。

（3）请根据张大妈身体情况制定一份饮食计划表。

【实训场景设计二】

刘先生，63 岁，以"间断性头痛十年，加重一天"入院。刘先生十年前在体检过程中查出血压升高，入院治疗后血压得到控制出院。患病期间，刘先生了解到血压升高对身体的危害，并且能够用饮食及运动对血压进行控制，但是由于限制较多，执行护理方案无效。近 5 年，刘先生间断出现头痛，颈部较硬，血压波动在 140～160/75～96 mmHg 之间，身高 173 cm，体重 87 kg。一天前刘先生接待远方来的朋友，饮酒过多而至头痛加剧，难以忍受，急送医院。护理体检：T 36.5 ℃，P 85 次/分，R 21 次/分，BP 190/120 mmHg，意识模糊，诊断为高血压危象，给予硝普钠静脉滴注，三天后病情逐渐缓解，十天后出院。

（1）作为责任护士，你该如何指导刘先生住院期间的饮食。

（2）根据刘先生的情况制定一份出院后的饮食计划表。

【实训要点提示】同第二章第一节。

第二节　健康老年人运动促进技术

故事点睛

旁白：小李是社区的一名护士，今天在值班的时候接诊了一名老爷爷，老爷爷在邻居的搀扶下走进诊室，原来是老爷爷在小区内做运动器械时不慎将脚扭伤，于是邻居将老爷爷送到了社区。老爷爷询问："护士，我的脚特别疼，现在该怎么办啊?"。小李对老爷爷进行了简单的检查后发现没有损伤到骨头，于是指导老爷爷用物理方法缓解。

人物：由两名学生分别担任故事人物，进行即兴表演。

请问：

1. 小李如何指导老爷爷缓解脚部疼痛？

2. 待老爷爷恢复后，小李如何指导其运动？

随着年龄的增长，老年人的骨骼、肌肉以及关节的功能和结构会发生不同的改变，轻者影响活动，严重者可发生疾病，从而降低老年人的生活质量。合理的运动能促进老年人身体健康、增强心肺功能、改善情绪，还能预防肥胖、心血管疾病、糖尿病的发生，使老年人越活越年轻。护理人员可根据老年人的年龄、身体状况及耐受程度，从运动时间、地点、项目等方面对老年人进行指导，协助老年人找到适合自己的运动方式，促进老年人健康。

一、老年人运动与健康

运动或活动是保持能量平衡和身体健康的重要方法，它能够有效地消耗能量，保持精神和机体代谢的活跃性。因此要鼓励老年人养成每天运动的习惯，坚持每天多做一些消耗性活动，充分发挥运动对老年人健康的良性作用。

（一）运动对老年人的益处

1. 神经系统　运动通过对肌肉的刺激，使大脑皮质兴奋，提高机体的供氧能力，提高神经系统对机体其他系统和器官的支配功能，减慢神经细胞的退化进程。坚持长期锻炼，还能加强物质代谢过程，升高脑动脉中的氧含量，改善脑细胞的氧供应，促进大脑疲劳的恢复，减缓脑动脉硬化，延缓神经细胞衰老，保持年轻态。

2. 心血管系统　运动一方面增强心肌收缩力加强，提升冠状动脉供血量，可以改善心肌缺氧情况；另一方面，促进冠状动脉侧支循环，增加血管弹性，加速脂肪代谢，加强肌肉发育，延缓心脏的衰老进程。

3. 呼吸系统　运动时可增强呼吸肌力量，提高胸廓高度，改善肺功能，保证脏器和组织的氧气需要量。还能使肺泡壁弹性保持良好状态，减慢肺组织纤维化过程，增强肺的抵抗力。长期锻炼可以使呼吸肌强壮有力，呼吸频率减慢，呼吸变深而均匀。

4. 消化系统　长期锻炼可改善胃肠道的蠕动，同时膈肌和腹肌的收缩对胃肠道、肝、脾也具有直接作用，加速新陈代谢，改善肝肾功能。

5. 肌肉骨骼系统　活动促使老年人骨质密度增厚，增加肌肉韧性和弹性，预防老年性骨质疏松症的发生；并且运动可以使肌纤维变粗，增加肌肉的耐受力，防止肌肉萎缩。

6. 免疫系统　长期锻炼可增强免疫功能，提高抗病能力。

7. 泌尿系统　活动增加肾脏供给的血液，提高了肾脏的排泄功能，使水分和其他有益的组织重吸收。增强了身体自我调控的能力，提高机体抗病能力。

8. 其他　活动可促进消化液分泌，降低血糖，所以是患糖尿病老年人降糖的必要措施；运动能调整老年人情绪，身心受益。

（二）影响老年人运动的因素

1. 心肺功能　是影响老年人运动效果及质量主要的因素，尤其是患有心肺疾病的老年人，必须在医生的指导下进行锻炼，当运动后出现心脏供血不足的表现时，应立即退回到上一次的活动量。

2. 肌肉骨骼系统　老年人肌细胞退化，肌张力下降使骨骼系统的弹性、张力、反应时间及执行能力都有影响，最终会导致老年人活动减少。

3. 神经系统　神经系统的老化对于不同的老年人程度是不同的，它可以造成脑组织血流减少、大脑萎缩、运动纤维丧失、神经树突数量减少、神经传导速度变慢，导致对刺激的接收能力延长。这些均可以使老年人的运动协调性以及步态发生改变。其次，老年人前庭器官特别敏感，对姿势的改变耐受能力下降，平衡感缺失，在活动时尤应注意安全。

4. 其他　老年人患慢性病者居多，使其对活动的耐受能力下降，比如骨质疏松会使活动能力受到限制，并且容易跌倒造成骨折；帕金森会形成步态迟缓，影响身体平衡感等。

（三）老年人运动的潜在危险

1. 运动强度过大　运动可使老年人心情愉悦，容易导致老年人在不知不觉中，运动过久或者强度较大，以致出现不能耐受，严重者可引发疾病。

2. 有受伤的危险　由于老年人的身体活动灵敏度下降，在危险出现的时候不能及时避开，容易受伤，常见的有扭伤、摔伤，甚至骨折。

3. 有呼吸道感染的危险　寒冷、雾霾等天气变化可加重老年人发生呼吸道感染的概率，因此，运动要选择合适的天气和时间。

> **考点提示**
> 老年人运动的潜在危险。

二、老年人运动方案的制定与实施

（一）老年人运动应遵循的原则

1. 选择合适的运动项目　老年人可根据自己的身体状况以及兴趣爱好选择适合自己的运动项目，以有氧运动为最佳。例如慢跑、散步、打太极拳，有条件的也可以选择游泳或者水中行走。对于有心脏病的老年人，则要根据心功能级别选择活动。

2. 选择合适的活动强度　老年人运动量要循序渐进，从小活动开始，以增强体质为目的，身体适应以后逐步调整运动持续的时间和运动量，不可盲目开展大量活动。活动过程中随时评估老年人对活动的耐受性，老年人在运动时的心率以不超过

> **考点提示**
> 老年人运动时的心率。

170 – 年龄为宜，如运动后出现胸闷、气短或呼吸困难，则立即停止该强度的活动，调回以前的活动度。

（3）固定运动时间　老年人运动的时间建议每周 3 ~ 4 次，每次 30 分钟为宜，饭后不可立即运动，以免出现心脏及脑供血不足。

（4）注意运动地点和天气的变化　运动时选择空气清新、安静清幽的场地，注意气候的变化，遇到雨雪天气可以选择室内活动，以免发生跌倒和受凉，夏季避免在高温的时候运动，以免中暑。

（5）其他　外出运动时随身携带监护人联系卡，以便一旦发生意外，能够及时联系到家人；年老体弱的老年人应在医生指导下进行锻炼，若出现急性心绞痛或呼吸困难应该立即停止运动；有慢性病的老年人外出运动时携带急救药物，如糖尿病

> **考点提示**
> 老年人运动应遵循的原则。

患者随身携带糖果，冠心病患者携带速效救心丸或硝酸甘油，并将药物放在方便取放的地方。

（二）老年人活动方案制定的基本要素及注意事项

1. 锻炼前 应进行体格检查由专业的医生或者护士制定计划，并评估老年人对于活动的耐受性，包括面色、精神状态、生命体征，并且询问老年人的主观感受。

2. 运动前的准备工作 运动前选择合适衣裤，衣裤以宽松、舒适为主，最好选择纯棉的运动服，冬季注意保暖，夏季注意透气；运动鞋大小合适、软硬适中，冬季的鞋应具有防滑作用，夏季的鞋要透气，鞋底不可过软；袜子以纯棉、透气的运动袜为最佳。运动选择在饭后 30 分钟左右进行，且活动前不要喝含有咖啡因的饮料；每次运动前最好进行肢体及关节的活动，避免突然的活动增大而造成软组织损伤或者骨折；若活动中出现疼痛、眩晕、意识模糊或者生命体征异常时立即停止活动或者降低强度。

3. 运动中的监测 教会老年人在运动时如何呼吸，减轻压力，尤其是患有慢性肺部疾病的老年人。运动过程中老年人要随时感受自己的耐力，如感到胸闷、气短、心慌或者全身不适时，应立即停止活动，随时就诊。

4. 运动后的放松 运动后不易立即停下、蹲坐休息，要逐步放松，可以做慢步走或者甩手等活动，直到心率降至比平息静息状态下的心率高 10～15 次/分；运动结束后也不要立即洗澡，以免发生虚脱或晕厥。

5. 防止跌倒 运动时跌倒不仅对老年人的身体带来影响，如软组织损伤、骨折、硬膜下血肿等，而且经常发生跌倒，也会让老年人对自己的活动能力丧失信心，以致可能尽量减少活动，这样常常导致骨骼肌萎缩，走路更加不稳，更易导致跌倒从而形成恶性循环。所以，老年人在运动过程中防止跌倒、跌伤。

> **考点提示**
> 老年人运动的注意事项。

三、老年人运动强度的自我监护

（一）老年人运动强度判断标准

相比较来说，老年人的运动时间不受限制，其活动量以消耗 355 kJ 能量为最佳，每周至少要进行 150 分钟的中等强度的有氧活动，也可以每天做体操 20～30 分钟、扫除 20 分钟、投球 10 分钟、爬楼梯 5～10 分钟、跳绳 10～15 分钟、跑步10～15 分钟、读书 6 小时或者游泳 5 分钟。活动能力较差的老年人每周至少应有 3 次增强平衡能力和预防跌倒的活动，比如跳广场舞或打太极拳等。但应注意运动要循序渐进，从相对适中的身体活动开始，逐渐向较大活动量过渡。

> **考点提示**
> 老年人运动过量；老年人运动不足。

（二）老年人运动强度自我监护的方法

1. 呼吸 老年人在运动过程中耗氧量会增加，频率增快，但每分钟呼吸的次数不可超过 24 次，如在运动中出现频繁咳嗽、气喘、胸闷和呼吸困难，则应减少运动量或停止继续运动。

2. 脉搏 老年人可以在运动过程中通过自测脉搏了解心脏的情况，运动时心率（次/分）= 170 - 年龄，如果身体健壮，且无慢性病的老年人也可用 180 作为被减数，即运动后最高心率（次/分）＝180－年龄。计算方法可以采用测10秒心率乘以6的方法。如运动结束后在3~5分钟恢复运动前的心率，同时运动时全身有热感或微微出汗，运动后自觉精力充沛、睡眠好、食欲佳，表明运动量适宜；运动时身体不发热或无出汗，脉增次数不增或增加不多，心率在运动结束后3分钟内恢复到运动前心率，则表明运动量小；如果运动后，虽达到了最适宜心率，但需10分钟以上才能恢复运动前心率，而且运动后感到疲劳、头晕、心悸、气促、睡眠不良，则说明运动量过大。

3. 饮食 老年人通过适当运动，胃肠的消化分泌功能提高，可出现增加食量的现象。如果食欲下降，需考虑运动是否过量、过急。应该及时咨询专业人士调整。

实训情境设计

【实训目的】
1. 使学生体会到运动对老年人的影响。
2. 为健康的老年人、患有高血压或糖尿病的老年人制定运动计划。

【实训场景设计一】
李阿姨，73岁，平素身体健康，无慢性病。李阿姨性格开朗，爱交友，心胸开阔。十年前的某天，李阿姨在运动时不慎摔倒，此后留下心理阴影，认为自己缺乏运动天赋，每天最大的运动量就是去超市买菜，因此现在李阿姨的体重达到了83 kg，身高160 cm。
（1）请模仿社区护士建议李阿姨运动的情景。
（2）根据李阿姨的性格，为其选择1~2项合适的活动，并教会活动要点。
（3）根据李阿姨的情况，为其制定活动计划及饮食计划，以期帮助其将体重控制在正常范围，并督促实施。

【实训场景设计二】
刘先生，65岁，高血压病十年，一个月前出现了心前区疼痛，就诊后诊断为冠心病、急性心肌梗死，给予支架治疗。目前刘先生心功能二级出院。
（1）请同学模拟为刘先生评定心功能级别的情景。
（2）根据刘先生的身体特点，为刘先生选择1~2项活动，并进行详细指导，教会其自我检测及紧急情况应对措施。
（3）结合所学知识为刘先生制定一份长期的运动计划。

【实训场景设计三】
孟先生，62岁，工人，2年前无明显诱因出现多饮、多食、多尿，伴体重下降10 kg，到当地医院查空腹血糖11.3 mmol/L，诊断为2型糖尿病，给予二甲双胍和格列齐特治疗。医生建议孟先生饮食控制和运动疗法，辅助应用降血糖药物治疗，1个月后，测空腹血糖6.3 mmol/L。张先生觉得糖尿病治疗很简单，并不像别人所说的那么可怕。因此，对治疗不积极，也不正规，1年前出现下肢麻木，未予重视。孟先生身高170 cm，体重60 kg。
（1）请同学模拟张先生平时运动的情景。
（2）根据张先生的身体特点，为刘先生选择1~2项活动，并进行指导。
（3）结合所学知识为张先生制定一份长期的运动计划，并根据运动强度指导饮食调整方法。

【实训要点提示】

1. 情景模拟越贴近现实，表演者越进入角色，效果越好。

2. 请同学们查阅运动消耗热量表及食物卡路里表，指导李阿姨和张先生饮食调整方法。

3. 请同学们分析有高血压、心肌梗死病史及支架治疗患者的特点，为刘先生制定运动计划。

第三节　老年人心理健康促进技术

故事点睛

旁白： 小林是一名社区护士，在对社区内老年人进行随访时发现胡大爷的情绪一直很低落，于是小林对胡大爷做了一个心理访谈，发现原来是胡大爷的孙子随着儿子与儿媳迁居外地，胡大爷非常想念5岁的小孙子，小林了解到情况后主动联系到了胡大爷的儿子，并给胡大爷做了心理辅导，半个月后，在胡大爷的脸上再次看到了笑容。

人物： 由两名学生分别担任故事人物，进行即兴表演。

请问：

1. 老年人常见的心理需求有哪些方面？

2. 护士可以通过哪几个方面促进老年人的心理健康？

随着社会的发展，医疗水平不断提高，人类躯体疾病得到了很大程度的控制，人们的寿命逐渐增长，老年人的数量逐年增长，随之而来的各种心理问题以及社会问题困扰了许多老年人，因此了解老年人的心理需求，促进老年人心理健康势在必行。

一、老年人常见的心理需求

（一）依存需求

随着年龄的增长，老年人的精力、体力、脑力较前都有所下降，与朋友的交往也显著减少。内心归属感和满足感往往缺失，很容易产生失落感和孤独感。

（二）健康需求

进入老年期后，疾病与生理性衰老常常伴随着老年人出现，再加上亲友疾病或者死亡的消息，使老年人对死亡产生更大的恐惧，因此在这个时期，健康对老年人来说尤为重要。

（三）自尊需求

老年人由于离开工作岗位或者丧失劳动能力，思想固化，跟不上时代的变迁，与社会脱节，导致很多老年人自我感觉变成了子女的累赘，没有自我价值，自尊心也容易受到打击。

（四）和睦需求

随着老年人家庭成员增多，成员之间的关系也多变，而作为家里的长者，更期望家庭和睦，儿孙满堂。所以，和谐的家庭氛围、融洽的邻居关系，也会使老年人倍感幸福。

考点提示

老年人常见的心理需求。

（五）环境需求

随着年龄的增长，老年人更加喜欢安静的环境，因此，为老年人创造一个安静舒适的环境有利于保持心情愉悦，更加利于疾病的康复。

二、老年人心理健康的促进技术

心理健康（mental health）是指能够善待自己，善待他人，适应环境，情绪正常，人格和谐。对于老年人来说，社会环境、家庭成员的改变不止对躯体造成影响，更多的是对心理造成影响。研究表明，老年人的心理健康主要表现在：充分的安全感、了解自己、生活目标切合实际、与外界环境保持接触、保持个性的完整与和谐、具有一定的学习能力、保持良好的人际关系、能适度地表达与控制自己的情绪、有限度地发挥自己的才能与兴趣爱好以及在不违背社会道德规范的情况下，个人的基本需求应得到一定程度的满足。这种状态的本质就是老年人的内心与环境达成了动态平衡，但是在日常生活中，这种平衡受很多因素的影响，因此，护理人员要掌握促进老年人心理健康的技术，以便更好地为老年人服务。

（一）基本技术

1. 倾听 倾听是指凭助听觉器官接受言语信息，进而通过思维活动达到认知、理解的全过程。倾听属于有效沟通的必要部分，通过倾听能使思想达成一致和感情的通畅。现代研究证明，有效的倾听能够给对方提供宽松、信任的氛围，促进对方宣泄情绪，同时能改变对方的态度，缓解矛盾的激化。因此护士在与老年人沟通的过程中，掌握倾听技巧非常重要。

（1）倾听前的准备 ①选择安静舒适的环境；②选择合适的时间，以免影响休息和进餐；③了解倾诉者基本信息以及性格、说话方式、是否有方言等。

（2）倾听的技巧 ①体位选择。倾听者和倾诉者尽量选择面对面的方式聊天，为了避免给对方造成压力，可以适当调整角度；②目光接触。倾听过程中要保持目光与倾诉者接触，眼神温和，适当的展露赞同、接受或理解的表情；③声音温和。倾听的过程不是一味地听，而是在适当的时候给予回应，声音温和，语速适中；④适当的肢体语言。有助于提高倾诉者内心依从性，在倾听过程中，倾听者身体可以自然倾向对方，表示正在耐心倾听。

> **考点提示**
> 倾听的技巧。

（3）倾听的注意事项 ①倾听过程中尽量不打断倾诉者；②肢体语言不可过多；③倾听者要有耐心；④倾听过程中，倾诉者是主体，倾听者不可用自身的价值观评判对方的思想及言行；⑤掌握倾听的有效距离。如倾诉者为主动体位，有效距离为能听到双方的谈话即可；如对方瘫痪或者卧床，倾听者身体前倾适当缩短距离；与坐轮椅的老年人交流时，目光尽量与对方平齐，并及时反馈信息；与听力障碍、语言障碍或者视力障碍的老年人交流时，必要时可借助工具，例如笔、纸、助听器等。

> **考点提示**
> 倾听的注意事项。

2. 接纳 与老年人进行沟通的过程，护理人员还要做到接纳，所谓的接纳并不是一味地接受对方的思想、观念，而是在与对方交流的过程中，不添加个人价值观或感情色彩，用非评判性思维进行理智分析。

3. 共情 共情一词来源于人本主义创始人罗杰斯，他认为共情是一种能深入他人主观世界，了解其感受的能力。共情是建立良好咨询关系的必要条件，护理人员在为老年人服务的过程中，应充分利用共情，让老年人感受到温暖，发自内心地接受谈话或治疗。相反，如果护理人员缺乏共情理念，会使老年人感受到冷漠、机械，从而阻碍了心理干预，严重者可能造成老年人的心理障碍。

（1）共情失败的原因　①老年人的不信任。在与老年人交流的过程中，护理人员并没有做到以老年人的角度看待问题，双方存在着思想上的差异，或者护理人员对老年人的思想表现出否定，导致交流失败。②表达共情的时机不对。在需要表达共情的时候没有表达或者错误表达，都可以导致共情的失败。③外界因素干扰。在与老年人交流的过程中要注重隐私性，既不泄露交流者的隐私，也泄露其他老年人的隐私。④共情技巧使用的不熟练。

（2）共情的技巧　①角色转换。护理人员要做到以他人角度看待问题，以对方的思维考虑问题，切忌加入个人的观点；②表达共情因人而异，因事而异。在交流的过程中，护理人员要考虑到老年人的年龄、性别、受教育程度等情况，做到个性化表达。③共情时要把握时机，恰到好处。④共情过程中，不断反馈，随时调整，优化结果，避免"经验论"。

考点提示
共情的技巧。

4. 摄入性谈话　是心理学中会谈方法的一种，通过摄入性谈话了解受访者的基本信息，如客观背景资料、健康状况、工作状况等。

（1）谈话方式　包括开放式和封闭式，一般多采用开放式谈话。①开放式谈话。该类谈话的回答内容并不确定，例如"您最近怎么样？""您为什么有此疑惑"等。该类问题可以让老年人直接说出问题的根本，有效地缩短谈话双方的心理距离；②封闭式谈话。多用"是不是、好不好"等词语，受访者的回答也很简单"是"或"否"，这种谈话方式可以直接、快速的得到答案，不偏离主题，但是这种题目不宜过多。③有时候为了弄清问题的根源，可以采用半开放式的谈话方法，如"除了在消费方面，你们还有什么矛盾？"，此类问题主要是弄清楚消费是否是产生矛盾的根源。

（2）摄入性谈话的技巧　①确定对方为谈话的主体，鼓励并引导老年人说出问题。②谈话过程中注意保持中立，切忌掺杂个人的意见或建议。③谈话过程中随时观察被访者的状态，当被访者表现出对谈话内容不感兴趣或不想谈话时应及时采取应对措施，不可强行继续。

考点提示
摄入性谈话的技巧；促进老年人心理健康的基本技术。

（二）高级技术

1. 社会心理支持　老年人的心理健康离不开社会的支持，良好的医疗条件和及时的医疗服务是保证老年人晚年生活质量的基础。可以通过宣传心理保健知识、开展老年心理保健讲座等方式，构建"爱老、尊老、敬老"的社会氛围，也可以通过提供简便实用的心理保健方法解决日常生活中遇到的问题，如结交朋友、培养兴趣、转移注意力等。其次，对于有心理问题倾向的老年人可以给予心理支持，利用老年人远期记忆力强的特点，回顾曾经发生过的愉快事情，保持心情愉悦，并做好后期的跟踪，切勿中途停止。

2. 心理危机干预　心理危机是指由于突然遭受严重灾难、重大生活事件或精神压力，使生活状况发生明显的变化，以致当事人陷于痛苦、不安的状态，常伴有绝望、麻木不仁、焦虑，以及自主神经症状和行为障碍。此种危机应用一般的方法并不能缓解，需要进行心理危机干预，及时解决问题，避免造成不可挽回的后果。

老年人常见的心理危机主要有孤独、抑郁、疑心、惧怕、死亡等，其中惧怕死亡较多见，包括自身重大疾病或面临死亡、亲人的死亡，尤其是配偶或子女。当感受到老年人的心理出现危机时，可以通过专业量表进行评估，确定后及时干预，必要时就诊专业的心理医生。常用的焦虑的测评量表主要有汉密顿焦虑量表和状态－特质焦虑问卷，抑郁的量表有汉密顿抑郁量表。

3. 情绪宣泄 是指通过合理的途径或用具将负面情绪发泄出来，已达到心理平衡的方法。常用的方法有暴力宣泄、言语宣泄、痛哭宣泄和破坏性宣泄。多数老年人选择的是痛哭宣泄。宣泄的对象一般为家人或陌生人。宣泄时机和场所不确定，可以在家里，也可以在公共场所，例如在超市与服务员发生争吵等。对有宣泄需求的老年人，可以在专业的宣泄室内进行宣泄，也可以选择安静的室内，将其悲伤的情绪引导出来。宣泄过程中要注意保护老年人的隐私，结束后与老年人进行交谈，了解宣泄的结果并做好记录。

> **考点提示**
> 情绪宣泄常用的方法。

实训情境设计

【实训目的】

1. 使学生体会老年人心理需求。
2. 使学生为老年人进行心理指导。

【实训场景设计一】

刘大爷，60岁，2个月前正式退休在家。在刚退休的几天，刘大爷觉得不上班后时间变得充足起来，以前没有时间做的事情，现在可以去做了，非常高兴，每天笑容满面。但是一个月后，刘大爷逐渐感觉到每天做事的积极性下降，与一些退休朋友的活动也不那么向往，感觉到日子没有上班时充实，有时故意躲避以往单位的同事，在聊天过程中也会有意回避谈起以往工作时的情景，跟家人的接触过程中间断发呆，于是刘大爷的家人带着他医院就诊。医生诊断为"退休后综合征"，建议给予心理疏导。

1. 请模拟刘大爷与家人聊天时的情景。
2. 如果你是社区的一名护士，如何对刘大爷进行心理指导。
3. 为刘大爷制定缓解心理压力的措施。

【实训场景设计二】

张大爷，78岁，一个月前感到腹部间断疼痛，排血便，由家人带领到医院就诊，经过2天的检查后，确诊为结肠癌晚期。张大爷与老伴的感情非常好，一直以来都是张大爷在外工作赚钱，张大娘照顾一家人的生活起居，两人省吃俭用了一辈子，没想到如今张大爷得了重病，不但医疗费用支出较大，而且还担心张大娘以后的生活。目前张大爷整日感到精神萎靡，闷闷不乐，还时常掉眼泪，睡眠较差，儿女也多次对张大爷进行宽慰，但效果甚微，今日带张大爷来医院就诊。

1. 请模拟与张大爷交流的情景。
2. 如果你是社区的一名护士，请应用倾听、共情等方法对刘大爷进行心理干预。
3. 为刘大爷制定心理危机干预的措施。

【实训要点提示】 同第二章第一节。

本章小结

随着我国人口老龄化进程的加快，老年人的健康问题备受关注，尤其是十九大提出的"健康中国"口号，全民健身已成为必然趋势，尤其是老年人，吃的营养、运动得当、心理健康已经成为当代中国老年人的目标，长期坚持合理饮食、健康运动以及心理保健不但能够延缓老年人的身体衰老，更可以延缓心理衰老。本章主要讲述医务人员如何从营养、运动及心理三个方面对老年人进行指导，为老年人的健康保驾护航，让老年人拥有一个幸福、健康的晚年。

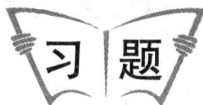

习题

一、选择题

【A1/A2 型题】

1. 老年人每天蛋白质的摄入量为每千克体重（   ）。
   A. 0.6 ~ 0.8 g   B. 0.8 ~ 1.0 g   C. 1.0 ~ 1.2 g
   D. 1.2 ~ 1.4 g   E. 1.4 ~ 1.6 g

2. 为防止脂肪摄入量过高，建议老年人少食用（   ）。
   A. 花生油   B. 猪油   C. 橄榄油
   D. 豆油   E. 玉米油

3. 在《中国居民膳食指南》推荐的中国居民平衡膳食宝塔中，可作为塔底的是（   ）。
   A. 小麦   B. 蔬菜   C. 鱼肉
   D. 豆制品   E. 橄榄油

4. 高血压患者每日食盐量小于（   ）。
   A. 2 g   B. 4 g   C. 6 g
   D. 8 g   E. 10 g

5. 人体吸收铁的主要部位在（   ）。
   A. 口腔   B. 食道   C. 胃
   D. 空肠   E. 回肠

6. 患者，男，65 岁，既往糖尿病病史 5 年，今日晨运后出现心慌、心动过速、有饥饿感，此时应该（   ）。
   A. 立即休息   B. 口服糖块   C. 静脉输入生理盐水
   D. 饮水   E. 注射胰岛素

7. 下列不属于老年人运动时的潜在危险因素的是（   ）。
   A. 心脏病   B. 脑血栓形成   C. 呼吸道感染
   D. 跌倒   E. 扭伤

8. 老年患者在运动后，（   ）提示运动量可以加大。

    A. 感觉身体发热　　　　　　　B. 心率在 3 分钟内恢复正常　C. 睡眠好

    D. 食欲佳　　　　　　　　　　E. 有精神

9. 关于老年人的运动，错误的是（   ）。

    A. 运动前先活动肢体关节　　　B. 选择大小合适的运动鞋　　C. 选择纯棉的运动袜

    D. 运动前饮少量咖啡提神　　　E. 运动衣裤宽松

10. 患者，男，72 岁，高血压病史 12 年，性格急躁，脾气不好，该患者不易进行的活动是（   ）。

    A. 散步　　　　　　　　　　　B. 慢跑　　　　　　　　　　　C. 竞走

    D. 游泳　　　　　　　　　　　E. 打太极拳

11. 患者，女，65 岁，高血压 1 年，护士在为患者进行健康教育时，告诉患者运动过程中心率不能超过（   ）。

    A. 100 次/分　　　　　　　　　B. 105 次/分　　　　　　　　　C. 110 次/分

    D. 115 次/分　　　　　　　　　E. 120 次/分

12. 男性，66 岁，身体健康，无慢性病，其在运动时的心率最快不可超过（   ）。

    A. 124 次/分　　　　　　　　　B. 114 次/分　　　　　　　　　C. 104 次/分

    D. 94 次/分　　　　　　　　　　E. 84 次/分

13. 下列表现说明老年人的心理不健康的是（   ）。

    A. 了解自己　　　　　　　　　B. 生活目标切合实际　　　　　C. 缺乏安全感

    D. 有学习能力　　　　　　　　E. 人格完整

14. 与老年人进行沟通前，需提前了解的内容不包括（   ）。

    A. 姓名、性别　　　　　　　　B. 血型　　　　　　　　　　　C. 婚姻史

    D. 疾病史　　　　　　　　　　E. 吸烟史

15. 下列有助于提高倾听效果的是（   ）。

    A. 目光直视对方　　　　　　　B. 边沟通边记录　　　　　　　C. 面带微笑

    D. 微信沟通　　　　　　　　　E. 电话沟通

16. 刘大妈，72 岁，最近因家庭关系出现矛盾来到社区，护士在倾听刘大妈诉说的过程中，不恰当的是（   ）。

    A. 身体前倾　　　　　　　　　B. 面带微笑　　　　　　　　　C. 遇到不懂的当时询问

    D. 轻轻握着刘大妈的手　　　　E. 准备好纸巾、茶水

17. 李大爷，61 岁，正式退休在家一周，一周以来李大爷每天仍然早起，每当出门准备上班时发现已经退休了，终日闷闷不乐，请分析目前李大爷主要的心理问题是（   ）。

    A. 焦虑　　　　　　　　　　　B. 抑郁　　　　　　　　　　　C. 痴呆

    D. 妄想　　　　　　　　　　　E. 强迫

18. 牛大妈，73 岁，最近与别人发生矛盾感到心理委屈，与家人诉说后认为家人都不理解她，此时护士对牛大妈进行心理疏导时，最佳的方法是（   ）。

    A. 倾听　　　　　　　　　　　B. 接纳　　　　　　　　　　　C. 共情

    D. 摄入性谈话　　　　　　　　E. 心理危机干预

19. 李大爷因老伴去世感觉到非常孤单，偶尔在无人的时候有自杀的想法，此时护士最

佳的处理方式是（　　　）。

  A. 倾听   B. 接纳   C. 共情

  D. 摄入性谈话   E. 心理危机干预

20. 乔大爷，70岁，身体健康，三天前与老伴发生矛盾，今日在超市与服务人员发生口角，乔大爷的宣泄途径为（　　　）。

  A. 暴力宣泄   B. 语言宣泄   C. 行为宣泄

  D. 破坏性宣泄   E. 自残性宣泄

【A3/A4 型题】

（21～22 题共用答案）

患者，女，71岁，诊断为痛风。

21. 下列饮食可以诱发痛风的是（　　　）。

  A. 牛奶   B. 鸡蛋   C. 馒头

  D. 面条   E. 火锅

22. 护士建议患者进食（　　　）。

  A. 马铃薯   B. 菠菜   C. 蘑菇

  D. 豆浆   E. 猪肝

（23～24 题共用题干）

患者，男，67岁，冠心病，心绞痛2年，平素外出时随身携带硝酸甘油。

23. 患者在运动过程中，突然出现心前区疼痛、发闷，怀疑心绞痛发作，首先采取（　　　）。

  A. 停止活动、就地休息 B. 舌下含服硝酸甘油 C. 用手机拨打120

  D. 回家准备住院   E. 给家人打电话

24. 患者入院后经治疗好转出院，目前心功能三级，护士指导患者可进行的活动是（　　　）。

  A. 上二楼楼梯   B. 刷牙、洗脸   C. 慢跑30分钟

  D. 散步1小时   E. 手拎3千克水果

【多选题】

25. 关于糖尿病患者的饮食要点，正确的是（　　　）。

  A. 控制总热量   B. 限制甜品摄入   C. 监测体重

  D. 多进食纤维素高的食物 E. 可食用动物油

26. 高脂血症患者不能多吃的是（　　　）。

  A. 去皮鸡肉   B. 五花肉   C. 橄榄油

  D. 猪油   E. 大碴粥

27. 运动对老年人的益处有（　　　）。

  A. 有助于睡眠   B. 延缓神经退化进程 C. 增强心肌收缩力

  D. 增强呼吸肌的力量 E. 促进新陈代谢

28. 老年人运动时的潜在危险因素有（　　　）。

  A. 骨折   B. 软组织挫伤   C. 肌肉拉伤

  D. 降低心脏负荷   E. 呼吸困难

29. 老年人的心理需求主要有（　　　）。

    A. 环境需求　　　　　B. 和睦需求　　　　　C. 自尊需求

    D. 健康需求　　　　　E. 依存需求

30. 下列不是老年人健康标准的是（　　　）。

    A. 吃得合理　　　　　B. 喝得适当　　　　　C. 戒烟限酒

    D. 积极自信　　　　　E. 锻炼身体

（杨　林）

扫码"练一练"

第四章 常见老年综合征护理技术

扫码"学一学"

> ### 学习目标
>
> 1. **掌握** 常见老年综合征的评估及护理技术。
> 2. **熟悉** 常见老年综合征的临床表现。
> 3. **了解** 常见老年综合征患者的心理需求。
> 4. 能够运用本章技能，对常见老年综合征患者进行护理。
> 5. 具有尊老爱老的意识。

第一节 睡眠障碍老年人的护理技术

> **案例导入**
>
> 　　患者，王某，男，67岁，因头晕、出汗、心跳加速、失眠、情绪低落2个多月就诊。3个月前承担家庭主要经济来源的儿子因车祸受重伤，家庭经济突然紧张，一向乐观的王大爷对目前状况充满担忧，不时伤心落泪，整天闷闷不乐，精神不振、头晕、出汗、心跳加速、情绪低落，胸闷气短，同时伴有入睡困难。
>
> **请问：**
> 1. 引起该患者睡眠障碍的原因是什么？
> 2. 如何对该患者进行睡眠指导？

一、概述

（一）概念

睡眠障碍（Sleep Disorder）是指脑内网状激活系统及其他区域的神经失控或与睡眠有关的神经递质改变而导致的睡眠功能减退或睡眠影响呼吸功能，睡眠质与量的异常或在睡眠中出现异常行为表现，也包括影响入睡或保持正常睡眠能力的障碍，如睡眠减少或睡眠过多。

老年人睡眠障碍发病率较高，据统计成人中有睡眠障碍的约占30%，而65岁以上人群中有睡眠障碍的占50%以上。长期睡眠障碍可导致机体抵抗力下降以及老年痴呆、高血压等并发症的发生或加重原有疾病，影响生活质量和寿命，需引起人们的高度重视。

（二）老年人睡眠特点

1. 睡眠时间缩短 主要是夜间睡眠时间缩短，而白天存在短暂的间断睡眠或午睡时间较长。

2. 睡眠浅，夜间易醒　老年人夜间一般要醒2次以上，连续时间较短，夜间醒后常感到疲乏无力，精神不振。

3. 入睡困难或容易早醒　老年人就寝2小时未能入睡或凌晨醒来不能再次入睡，常感到睡眠不佳。

考点提示
老年人睡眠的特点。

（三）分类

睡眠障碍分为器质性睡眠障碍和非器质性睡眠障碍。按照世界卫生组织编写的精神与行为障码分类（ICD－10）对非器质性睡眠障碍的诊断，非器质性睡眠障碍包括睡眠失调（失眠、嗜睡和睡眠觉醒节律障碍）和睡眠失常。其中失眠症在人群中最为常见。

1. 失眠症　是由机体内部引起的睡眠启动（入睡）和维持困难（易醒）或者精神未复原的睡眠。个体因为不能睡眠而感到焦虑，这种焦虑情绪又会反过来干扰睡眠，从而使其更加焦虑。失眠患者最常见的表现是入睡困难、维持睡眠困难和早醒。

2. 睡眠—觉醒节律障碍　是指一类有机体内部的睡眠—觉醒系统的生物节律，即昼夜节律与外部所要求的睡眠定时和睡眠期不一致所引起的睡眠障碍，导致对睡眠质量的持续不满，患者对此有忧虑或恐惧心理，并引起精神、活动效率下降，妨碍社会功能。睡眠—觉醒节律障碍包括3种类型：原发型睡眠—觉醒节律障碍、时差反应型睡眠—觉醒节律障碍、倒班型睡眠—觉醒节律障碍。

3. 睡眠失常　包括嗜睡症、睡行症、夜惊、梦魇等。

（四）病因

1. 机体自身因素　随着年龄的增长，老年人大脑皮质功能减退，调节睡眠的能力下降，机体新陈代谢减慢，日常活动量减少，对睡眠时间的需求也逐渐减少，容易出现入睡困难、早醒、睡眠维持时间短等症状。

2. 疾病因素　老年人常因疾病或伴随症状如疼痛、咳嗽、夜尿增多、呼吸困难等影响睡眠。引起睡眠障碍的疾病较多：神经精神疾病（如脑血管病、周期性肢动、夜间肌痉挛、谵妄、帕金森病、抑郁症、睡眠呼吸暂停综合征等）；全身性疾病（如心力衰竭、慢性阻塞性肺气肿、恶性肿瘤、肝肾疾病、甲状腺功能改变、乙醇依赖、夜间阵发性呼吸困难等）。

3. 药物因素　使用甲状腺素、安眠药、兴奋剂、激素、喹诺酮类抗生素、中枢性抗高血压药、抗精神病药物、支气管舒张剂等可导致精神兴奋，从而影响睡眠。

考点提示
分析老年人睡眠障碍的病因。

4. 其他因素　不良的睡眠习惯（如睡前饮酒、含咖啡因的饮料、浓茶、晚餐过饱等）、社会心理因素、睡前剧烈运动、精神刺激、环境改变等均可影响老年人的正常睡眠。

（五）临床表现

1. 失眠　失眠是临床上最常见的睡眠障碍，常出现入睡困难和不能维持正常睡眠，表现为睡眠潜伏期延长，夜间有效睡眠时间<5小时。失眠是睡眠质量或数量不能满足正常生理需求的一种主观体验。失眠可分为"入睡性失眠""睡眠维持性失眠"和"早醒性失眠"。失眠病人多为均为混合性失眠，上述2～3种表现往往同时存在。

2. 嗜睡　睡眠量异常增多，可由多种因素引起。

（1）嗜睡或昏睡　与老年人内分泌障碍、患有脑病或代谢异常等有关。

（2）发作性睡眠　常因脑部病变引起，表现为白天嗜睡，睡眠发作不可抗拒，不分时间（开车、吃饭、打电话、说话、开会时）、地点均可出现短时间入睡（20分钟左右），醒后活动正常，反复发作，可伴有猝倒、睡眠瘫痪和入睡前幻觉等。

3. 睡眠呼吸暂停综合征　是指夜间睡眠7小时内，口或鼻腔气流持续停止10秒以上，并超过30次者。呼吸暂停可分为中枢型（胸腹肌无呼吸动作）、阻塞型（胸腹肌尽力作呼吸动作）及混合型（胸腹肌开始无呼吸动作，以后出现并逐渐加强），在此期间均无自主呼吸。SAS是老年人最常见的睡眠呼吸障碍，占睡眠疾病的70%，且随年龄的增长发病率增加，男女发病之比为5∶1～10∶1，会加重呼吸系统疾病，引起睡眠中高血压、心律失常、猝死、肺动脉高压或诱发脑血管疾病等。

> **考点提示**
>
> 老年人睡眠障碍的临床表现。

4. 睡眠异常行为　睡眠中出现梦游、梦呓、梦魇、夜惊、遗尿等异常行为。

二、评估

（一）病史

对老人进行全面评估，评估老年人睡眠障碍的原因，是老化引起的生理现象还是疾病或药物所致；了解发病诱因、病程、既往史、用药史，有无引起睡眠障碍的社会心理因素，有无导致失眠的疾病存在，有无酗酒、咖啡因、浓茶等的不良嗜好。

（二）身体状况

评估睡眠障碍的类型及程度，了解老年患者入睡和起床时间，有无入睡困难、易醒、早醒，睡眠中觉醒次数和时间，睡眠时间和质量；是否多梦，睡眠中是否有伴随症状或异常表现。对同室睡眠者有无影响，睡眠质量如何，是否有晨起后出现头痛、头昏、乏力、反应下降、情绪不稳等症状；是否打鼾或睡眠中出现呼吸暂停，整晚睡眠中呼吸暂停时间和次数；是否有睡眠瘫痪现象，偶尔出现还是经常发生，有无白天嗜睡现象，发作性睡眠时是否伴有跌倒、睡前幻觉等。

（三）辅助检查

1. 可通过睡眠脑电图、呼吸暂停生理记录仪、小睡潜伏时间试验、动脉血气分析、影像学检查等诊断。

2. 简易量表使用。常用的自评工具有主观睡眠评价工具（Subjective Evaluation of Sleep Tool，SEST）和Pittsburgh睡眠质量表（Pittsburgh Sleep Quality Index，PSQI）。SEST内容包括睡眠质量、夜间醒转次数、睡眠紊乱原因、白天的警觉性和午睡情况等9个问题，常与SPAT同时使用。PSQI内容涉及入睡时间、睡眠时段、睡眠效率、睡眠紊乱、镇静剂的使用和白天的状态。

（四）心理社会状况

由于正常的睡眠规律被打乱，患者常出现不同程度的焦虑、烦躁、抑郁等心理问题，应评估是否有社会因素如退休、家庭变化等引起睡眠障碍。

三、预防护理措施

（一）培养良好的睡眠习惯

养成良好的睡眠习惯，积极开展睡眠卫生教育，改变其不良的睡眠习惯。

1. 提供温馨舒适的睡眠环境　卧室温湿度适宜、光线柔和暗淡，通风换气，保持室内空气清新；保持被褥干净整洁、厚薄适宜；贴身衣物松紧度适宜；保持睡眠环境安静，避免噪音。

2. 养成良好的生活作息习惯

（1）睡眠习惯　提倡早睡早起，培养午睡的习惯，午睡时间控制在 1 小时以内，缩短待在床上的时间。建立规律的睡眠 – 觉醒时间表，尤其是规律的唤醒时间，每天在规定时间起床。

（2）饮食习惯　晚餐应避免吃得过饱，睡前不饮用咖啡、浓茶、酒等刺激性液体及大量饮水，并提示老人睡前如厕，以免夜尿增多而干扰睡眠。

（3）情绪稳定　情绪对老年人的睡眠影响很大，由于老年人思考问题比较专注，遇到问题会在睡前反复思考而影响睡眠，尤其是内向型的老年人。因此，调整老年人的睡眠，首先要调整其情绪，有些事情不宜晚间告诉老年人。

（4）锻炼习惯　向老年人宣传规律锻炼对减少应激和促进睡眠的重要性，指导其坚持参加力所能及的日常活动和体力劳动。为行动不便者提供方便上下床的设施，提供容易到达厕所的通路，必要时给一次性尿壶。

（5）住院患者　针对住院患者，护士应督促其按时作息，保持病房安静，同病房有夜间治疗者，开床头灯，调暗光线，减少对同病房患者的影响。夜间查房时护士做到四轻（走路轻、开关门轻、说话轻、操作轻），护理操作应尽可能安排在白天集中进行，患者睡眠中尽量减少不必要的护理操作，以降低被动觉醒次数。睡眠期间避免探视。对入睡困难的患者，护士应及时了解原因，必要时通知医生，遵医嘱服用促睡眠药物，夜间观察患者的呼吸及睡眠状况。

（二）治疗护理

1. 药物治疗　积极治疗引起睡眠障碍的疾病；适当应用镇静安眠药、抗抑郁药、抗精神病药等治疗失眠，如苯二氮䓬类（地西泮、氟西泮等）、佐匹克隆、阿米替林、多塞平、氯丙嗪等，注意从小剂量开始使用，避免长期应用，应逐渐减量，注意观察药物的不良反应。

2. 其他治疗　可采用生物反馈疗法、刺激控制训练、音乐疗法、睡眠约束、放松训练、自我催眠疗法等改善睡眠。

知识链接

放松疗法

放松训练（Relaxation therapy），它是按一定的练习程序，学习有意识地控制或调节自身的心理生理活动，以达到降低机体唤醒水平，调整那些因紧张刺激而紊乱了的功能。一个人的心情反应包含"情绪"与"躯体"两部分。假如能改变"躯体"的反应，"情绪"也会随着改变。至于躯体的反应，除了受自主神经系统控制的"内脏内分泌"系统的反应，不易随意操纵和控制外，受随意神经系统控制的"随意肌肉"反应，则可由人们的意念来操纵。"放松疗法"就是通过意识控制使肌肉放松，同时间接地松弛紧张情绪，从而达到心理轻松的状态，有利于身心健康。

（三）饮食护理

以清淡而富含蛋白质、维生素、高膳食纤维的饮食为宜，少量多餐，多吃水果有利于睡眠，如葡萄、香蕉、大枣等水果以及温牛奶等都具有安神、促进睡眠的功效。

（四）心理护理

睡眠障碍老人常存在焦虑、抑郁、恐惧、紧张情绪，人际关系敏感，并伴有躯体不适感，应关心、安慰老年人，耐心倾听老人的倾诉，理解其痛苦。了解目前存在的心理问题，并判断这些问题与睡眠障碍是否相关联，护理人员为患者介绍相关知识和促进睡眠的方法。

（五）健康教育

及时发现老年人睡眠障碍的原因，有针对性地进行干预，改善老年人睡眠障碍，提高睡眠质量，预防各种并发症的发生，促进基础疾病康复，进一步提高老年人的生活质量。

> **考点提示**
> 老年人睡眠障碍预防措施。

实训情境设计

【实训目的】

1. 使学生体会睡眠障碍老年人的病痛。

2. 使学生设身处地的为睡眠障碍老年人制定措施，保障其睡眠质和量。

【实训场景设计一】

张大娘，67岁，因反复发热、咳嗽10天入院。既往慢性阻塞性肺气肿7年。近期因急性上呼吸道感染病情加重，表现为发热，咳嗽，咳大量黏液黄痰，喘憋，伴头痛、乏力、周身酸痛。晚23时护士巡视病房时发现张大娘仍未入睡，经询问得知患者因疾病不适无法入睡。

（1）请模拟张大娘喘憋发作时烦躁不安及睡眠不良的情景。

（2）作为夜间值班护士，请你制定护理措施帮助张大娘入睡。

（3）请你对张大娘进行健康指导。

【实训场景设计二】

李大爷，79岁，半年前老伴因病去世。患者近4个月来入睡困难，难以维持睡眠，并且经常做噩梦，梦见自己的老伴，惊醒全身大汗。近2个月症状越来越重，并且出现头晕、目眩、心悸气短、烦躁易怒、注意力不集中、记忆力下降等症状。

（1）请模拟李大爷睡眠不安和噩梦惊醒的情景。

（2）请与李大爷进行有效的沟通，帮助其提高睡眠质量。

【实训要点提示】同第二章第一节。

（张晓丽）

第二节 抑郁老年人的护理技术

案例导入

患者，男，61岁，1年前退休，因不能适应退休后生活出现失落感。近半年，常失眠、头痛，有时血压偏高。曾到各大医院检查未见明显异常。患者常为之着急、忧愁、焦虑不安，整天沉默不语，暗自流泪。担心自己瘫痪，连累家人，不如一死了之，曾服大量安眠药自杀未遂。

请问：

1. 该患者仅仅是心理障碍还是已经患上了老年抑郁症？

2. 对该患者应采取哪些措施预防自杀？

一、概述

（一）概念

老年抑郁症（depressive disorder in elderly）一般指发生于老年期（≥60岁）的抑郁症，由各种原因引起的、以显著而持久的情绪低落为主要特征的一种情感性心理障碍。包括原发性抑郁症和继发性抑郁症。抑郁症老人占老年人口的7%～10%，发病率为16%～26%，患有躯体疾病的老年人，其发病率可达67.4%。

（二）临床表现

抑郁发作的典型症状是"三低"症状，即情绪低落、思维迟缓、意志活动减退，抑郁症状必须持续存在2周以上才考虑抑郁发作。老年人抑郁大多数以躯体症状作为主要表现形式，情绪低落表现不太明显，称为隐匿性抑郁；或以疑病症状较突出，可出现"假性痴呆"等；严重抑郁症老人的自杀行为很常见，如疏于防范，自杀成功率也较高。具体临床表现如下。

1. 疑病性　患者常从一种不太严重的身体疾病开始，继而出现焦虑、不安、抑郁等情绪，由此反复去医院就诊，要求医生予以保证，要求得不到满足时可加重抑郁症状。疑病性抑郁症患者疑病内容常涉及消化系统症状，如便秘、胃肠不适是此类患者最常见也是较早出现的症状之一。

2. 激越性　表现为焦虑、恐惧，终日担心自己和家庭将遭遇不幸，大祸临头，搓手顿足，坐卧不安，惶惶不可终日，夜晚失眠或反复回想以往不愉快的事，责备自己做错了事导致家人和其他人的不幸，对不起亲人，对环境中的一切事物均无兴趣，可出现冲动性自杀行为。

3. 隐匿性　其核心症状是心境低落，但老年抑郁症患者大多数以躯体症状作为主要表现形式。多由自主神经障碍或内脏功能性障碍引起，如厌食、腹部不适、便秘、体重减轻、胸闷、喉部堵塞感、头痛和其他躯体各部的疼痛、性欲丧失、失眠、周身乏力等。其中以找不出器质性原因的头痛及其他躯体部位的疼痛、周身乏力、睡眠障碍最为常见。

4. 迟滞性　表现为行为阻滞，以随意运动缺乏和缓慢为主要特点，肢体活动减少，面部表情减少、闷闷不乐、愁眉不展，思维迟缓、内容贫乏、言语阻滞等。患者大部分时间处于缄默状态，行为迟缓，重症则出现双目凝视、情感淡漠，对外界动向无动于衷。

5. 妄想性　老年抑郁症患者妄想症状多见，尤以疑病妄想及虚无妄想最为典型，其次为被害妄想，关系妄想，贫穷妄想，罪恶妄想。部分患者有幻觉，看见或听见不存在的东西，认为自己犯下了不可饶恕的罪恶，听见有声音控诉自己的不良行为或诅责自己，让自己去死。

6. 自杀观念和行为　自杀是抑郁症最危险的症状。抑郁症患者由于情绪低落，悲观厌世，严重时很容易产生自杀念头，且由于患者思维逻辑基本正常，实施自杀的成功率也较高，据统计，抑郁症患者的自杀率比一般人群高20倍。

7. 抑郁症性　假性痴呆老年抑郁症可表现为与痴呆相似的各种不同类型的认知功能障

碍，这些假性痴呆的患者对自己的智能降低表现出特征性的淡漠，常有较好的定向力，且无病理反射。抑郁症性假性痴呆属于可逆性认知功能障碍，经抗抑郁治疗可以改善。

考点提示
老年抑郁症的临床表现；老年抑郁症的病因。

8. 季节性　有些老年人具有季节性情感障碍的特点。抑郁常于冬季发作，春季或夏季缓解。

（三）病因

目前老年期抑郁症的病因还不明确，可能与下列因素有关。

1. 遗传因素　早年发病的抑郁症患者，具有明显的遗传倾向。

2. 生物学异常　①神经递质 5 - 羟色胺和去甲肾上腺素功能不足以及单胺氧化酶活性升高，影响情绪的调节，并且会引起生理心理功能退化。②下丘脑—垂体—肾上腺皮质轴功能失调导致昼夜周期波动规律紊乱。③生物节律紊乱，如快速动眼睡眠期缩短。

3. 疾病因素　慢性疾病，如高血压、冠心病、糖尿病及癌症等与躯体功能障碍和因病致残导致自理能力下降或丧失。

4. 病前人格特征　正常老化过程常伴有人格特征的改变，如内向、孤僻、被动、依赖、固执、情绪不稳定、神经过敏等。

5. 生理学退化　大脑发生退行性变，如脑萎缩、脑重量减轻、脑室扩大、脑沟增宽、脑回扁平、神经细胞皱缩等。

6. 心理社会因素　心理社会因素对抑郁症的发病有一定的影响。各种应激事件，如离退休、丧偶丧子、经济窘迫、子女分离、家庭关系不和谐等都会造成或加重老年人的孤独、寂寞、无用感、无助感等。

二、评估

（一）病史

家族中有无精神障碍性疾病；个人有无慢性疾病，如高血压、冠心病、糖尿病及癌症等；个人既往有无精神疾病等。

（二）身体状况

评估有无躯体症状，如头痛、头昏、身体局部不适、精力不够、疲乏、失眠或睡眠过多、憋气、心悸、食欲下降、胃肠道不适等；有无精神症状，如焦虑、恐惧、情绪低落、情感淡漠等；有无自杀倾向等。

（三）辅助检查

影像学检查如 CT、MRI 等可以观察脑部疾病，显示脑室扩大和皮质萎缩。可采用标准化评定量表对抑郁的严重程度进行评估，如老年抑郁量表（GDS）、抑郁自评量表（SDS）、汉密顿抑郁量表（HAMD）、Beck 抑郁问卷（BDI）、抑郁状态问卷（DSI）、流调中心抑郁量表（CESD）等，其中 GDS 较常用。

1. 老年抑郁量表（GDS）　GDS 是由 Brank 等人在 1982 年编制，专用于老年人抑郁的筛查。针对老人一周以来最切合的感受进行测评。本量表为 56 岁以上者的专用抑郁筛查量表，而非抑郁症的诊断工具，每次检查需 15 分钟左右。

2. 抑郁自评量表（Self - rating Depression Scale，SDS）　SDS 特点是使用简便，并能相当直观地反映抑郁症患者的主观感受。主要适用于具有抑郁症状的成年人，包括门诊及住院患者。只是对严重迟缓症状的抑郁，评定有困难。同时，SDS 对于文化程度较低或智力水平稍差的人使用效果不佳。

3. Beck 抑郁问卷（Beck Depression Inventory，BDI） BDI 是国际上测量抑郁程度所广泛使用的问卷之一。它适用于 13 岁以上的人群使用。问卷的选项包含抑郁的症状如绝望、敏感性，认识事物的方式如内疚、感觉会被惩罚，以及身体特质如疲劳感、体重减少、性能力减退。

（四）心理社会状况

老年期遭遇到的生活事件如退休、丧偶、独居、家庭纠纷、经济及躯体疾病等对老年抑郁症产生、发展的作用已被许多研究所证实。此外，具有神经质性格的人格容易发生抑郁症。老年人的抑郁情绪还与消极的认知应对方式如自责、回避、幻想等有关，积极的认知应对有利于保持身心健康。

三、预防及护理措施

（一）日常生活护理

1. 适当锻炼，改善睡眠 为患者创造舒适、安静、温馨的入睡环境，确保患者睡眠充足。生活要有规律，鼓励患者白天多参加各种娱乐活动和适当的体育锻炼，有规律的体育锻炼能使气血舒畅，身心愉悦，不仅会降低抑郁症的严重性，还会减少该病的复发率。多晒太阳，阳光能驱散其忧郁的愁绪，并且对季节性抑郁患者有独特的疗效。适当按摩神门、内关、三阴交等穴位能促进睡眠。晚上入睡前喝少量热饮、热水泡脚或洗热水澡，避免看过于兴奋、激动的电视节目或会客、谈病情等。

2. 合理饮食 抑郁症患者常出现食欲不振或拒食，因此要认真观察患者的进食情况，督促其按时按量进食。适当加强营养，因老年患者消化能力吸收能力降低，要少食多餐，给予高蛋白、富含维生素、易消化的食物，如牛奶、鸡蛋、瘦肉、豆制品、水果、蔬菜，少吃糖类、淀粉类食物。多食快乐食物如香蕉可对抗抑郁，因为香蕉含有一种生物碱，可以振奋精神和提高信心；香蕉还是色胺酸和维生素 B_6 的超级来源，能帮助大脑制造血清素，减少忧郁情绪。若患者拒绝进食或体重持续下降，应给予鼻饲或静脉补充，以保证水份及营养的摄入。

（二）用药护理

密切观察药物疗效和不良反应，及时汇报医生。

1. 三环类和四环类抗抑郁药 如多虑平、阿米替林、氯丙嗪、麦普替林、米安舍林等，这些药物长时间应用，可出现口干、便秘、视线模糊、直立性低血压、嗜睡、心动过速、无力、头晕、心脏传导阻滞、皮疹等副作用，不易作为老年患者首选药物。

2. 选择性 5－羟色胺再摄取抑制剂（SSRI）类抗抑郁药 主要应用的有氟西汀、帕罗西汀、氟伏沙明、舍曲林、西酞普兰及艾司西酞普兰 6 种。常见副作用有头痛、影响睡眠、食欲不振等，症状轻微，多发生在服药初期，之后可消失。其中，艾司西酞普兰禁与非选择性、不可逆性单胺氧化酶抑制剂合用，以免引起如激越、震颤、肌强直、共济失调和高热等 5－羟色胺综合征的危险。

3. 5－羟色胺和去甲肾上腺素再摄取抑制剂（SNRIs） 主要有文拉法辛、米那苦仑、度洛西汀、左旋米那普仑等。SNR 比使用更广泛但只能单独作用于 5－羟色胺的 SR 作用更多，是一种用来治疗重度抑郁症和其他精神障碍的抗抑郁药，主要用于对当前抗抑郁药治疗无效或不能耐受时。其中近年上市的左米那普仑安全性、耐受性较好，但对其过敏者、正在使用单胺化酶抑制剂的患者、尿路梗阻患者（如前列腺疾病患者）以及乳期妇女禁用。

坚持服药因抑郁症治疗用药时间长，有些药物有不良反应，患者往往对治疗信心不足或不愿治疗，可表现为拒药、藏药或随意增减药物。要耐心说服患者或指导家属严格遵医嘱服药，不可随意增减药物，更不可因药物不良反应而中途停服。另外，由于老年抑郁症容易复发，因此强调长期服药，对于大多数患者应持续服药 2 年，而对于有数次复发的患者，服药时间应该更长。

（三）安全护理

因老年抑郁症患者多有自杀的念头或行为，因此必须重视老年抑郁症患者的安全护理。

1. 识别自杀动向　首先应与患者建立良好的治疗性人际关系，在与患者的接触中，及时识别自杀动向，如在近期内曾经有过自我伤害或自杀未遂的行为，或焦虑不安、失眠、沉默少语或抑郁的情绪突然"好转"，在危险处徘徊、拒餐、卧床不起等，给予心理上的支持，使其精神振作起来，避免发生意外。

2. 提供安全环境　要将患者安排在易观察的大房间，窗户设置安全防护措施，病室整洁、安静、明亮，空气清新，墙壁以明快色彩为主，可挂上壁画，摆放适量的鲜花，有利于调动患者积极向上的情绪，焕发对生活的热爱。

3. 专人守护　对于有强烈自杀企图的患者要专人 24 小时看护，不离视线，发现患者身体出现不适症状及时向医生汇报。必要时经解释后给予约束，以防意外。尤其夜间、凌晨、午间、节假日等人少的情况下要特别注意加强防范。

4. 工具及药物管理设施安全　不要将水果刀等危险品放在患者身边，以防不测。凡能成为自杀、自伤的工具、药品都妥善保管，不可大意。

（四）心理护理

1. 理解式的交谈　要与患者多沟通、多交流，建立良好的护患关系。护理人员要理解老年人的生活能力部分丧失，动作慢、讲话慢、反应慢，所以要体谅患者的心态，对患者充满同情心和耐心。耐心地与老年人交谈，进行思想、语言交流，让老年人把心中的积郁倾吐出来，这样心情自然会感到舒畅。在接触语言反应很少的患者时，应以耐心、缓慢以及非语言的方式表达对患者的关心与支持，通过这些活动逐渐引导患者注意外界，同时利用治疗性的沟通技巧，协助患者表述其看法。

2. 多倾听患者心声　老年抑郁症患者诉说烦恼时，护士及家属通过语言、眼神、表情或姿态显示对患者充分的理解和同情。善于观察患者的各种行为，发现问题时要有针对性地做好心理说服、解释和鼓励工作。

3. 做好心理疏导　根据老年抑郁症的心理特征进行有目的、有计划的健康教育，使其保持愉快的心理和乐观向上的心态。建立良好的家庭关系，保持心情舒畅，精神饱满。促进患者与社会的交流，鼓励家人和朋友多来探望，积极参与病房组织的娱乐活动，转移分散其注意力，使患者逐渐忘却不愉快的事情，心情逐渐开朗起来。

4. 阻断负向的思考　抑郁患者常会不自觉地对自己或事情保持负向的看法，护理人员应该协助患者确认这些负向的想法并加以取代和减少。其次，可以帮助患者回顾自己的优点、成就来增加正向的看法。此外，要协助患者检视其认知、逻辑与结论的正确性，修正不合实际的目标，协助患者完成某些建设性的工作和参与社交活动，减少患者的负向评价，并提供正向增强自尊的机会。

5. 加强交流学习鼓励和支持　患者与他人接触，提高处理问题的能力、增强社交技巧。并教会患者亲友识别和鼓励患者的适应性行为，忽视不适应行为，从而改变患者的应对方式。也可以自行怀旧治疗。

> **知识链接**
>
> ### 怀旧治疗
>
> 　　怀旧治疗是通过引导老年人回顾以往的生活，重新体验过去的生活片段，并给予新的诠释，协助老年人了解自我，减轻失落感，增加自尊及增进社会化的治疗过程。怀旧治疗作为一种心理社会治疗手段在国外已经被普遍应用于老年抑郁症、焦虑及老年性痴呆的干预，在我国也得到初步运用，其价值已经得到肯定。也有研究显示，怀旧功能存在个体差异，某些个体不适应怀旧治疗。

（五）健康教育

1. 疾病相关知识讲解　介绍老年抑郁症疾病的相关知识，如病因、临床表现、预防措施、药物治疗、电抽搐治疗、心理治疗等。

2. 不脱离社会，培养兴趣　老年人要面对现实，合理安排生活，多与社会保持密切联系，常动脑，不间断学习；参加一定限度的力所能及的劳作；按照自己的志趣培养爱好，如种花、钓鱼、跳舞、书法、摄影、下棋等。

3. 鼓励子女与老年人同住　对于老年人，子女不仅要在生活上给予照顾，同时要在精神上给予关心，提倡精神赡养。保持家庭和谐气氛，家人要多关心、支持、谅解患者。和睦温馨的家庭环境和社交圈，有助于预防和度过灰色的抑郁期。避免或减少住所的搬迁，以免老年人不易适应陌生环境而感到孤独。

4. 社会重视社区和老年护理机构等　应创造条件让老年人进行相互交往和参加一些集体活动，针对老年期抑郁症的预防和心理健康的促进等开展讲座，多给患者安慰、劝解、疏导和鼓励，消除精神压力负担。有条件的地区可设立网络和电话热线进行心理健康教有和心理指导。

> **考点提示**
> 　老年抑郁症护理措施。

（张晓丽）

第三节　易跌倒老年人的护理技术

> **故事点睛**
>
> 　　**旁白：** 小王是医院的一名门诊分诊护士，上午 9 时，一名胡子花白的伯伯走到分诊台，向其询问"护士，我今天早晨起床时，感到头晕，眼前一阵黑暗，休息了一会

就好很多，但是现在还是有些头晕，请问我该挂哪个科？小王看到该患者脸色苍白，她微笑接待，告知科室名称，并指示所挂科室的方向。

人物：由两名学生分别担任故事人物，进行即兴表演。

请问：

1. 让该患者自行挂号入科是否合适？

2. 在接诊患者时，小王应对患者进行哪些方面的评估？

一、概述

(一) 概念

跌倒是指突发的、不自主的、非故意的体位改变，倒在地上或更低的平面上的意外事件。国际疾病分类（ICD - 10）将跌倒分为两类：①从一个平面至另一个平面的跌落；②同一个平面的跌落。跌倒是我国伤害死亡的第四位原因，是 65 岁以上的老年人中的首位原因。资料报道 65 岁以上老年人发生过跌倒的占 30%，80 岁以上的老年人发生过跌倒的占 50%，跌倒的发生率随年龄增长而增加，女性多于男性。

(二) 跌倒的原因及影响因素

1. 内在因素

（1）生理因素　随着老年人的年龄增长，各个器官系统开始功能下降。①步态和平衡功能。步态稳定性下降和平衡功能受损是引发老年人跌倒的主要原因。②感觉系统。老年人的视力、视觉分辨率、视觉的空间/深度觉及视敏度下降。③中枢神经系统。老年人智力、肌力、肌张力、感觉、反应能力、反应时间、平衡能力、步态及协同运动能力降低。④骨骼肌肉系统。老年人骨骼、关节、韧带及肌肉的结构、功能损害和退化。老年人骨质疏松会增加与跌倒相关的骨折发生率，尤其是跌倒导致的髋部骨折。

（2）疾病因素　某些器质性疾病影响到老年人维持平衡的功能。常见疾病有：①神经系统的疾病，如阿尔茨海默病、帕金森病、脑卒中、小脑退行性变、周围神经性病变等；②肌肉骨骼系统疾病，如类风湿性关节炎、关节畸形、脊柱畸形、骨质疏松症等；③感官系统疾病，如白内障、青光眼、听力丧失等；④泌尿系统疾病或其他疾病因伴随尿频、尿急、尿失禁等症状而匆忙去洗手间，从而导致排尿性晕厥等；⑤其他系统疾病，如代谢性疾病、心肺疾病、贫血及脱水等。

（3）药物因素　有些药物会影响老年人的行为、精神、步态、平衡等能力，从而增加了跌倒的概率。常见药物有：①精神类药物，如抗抑郁药、抗焦虑药、催眠药、抗惊厥药等；②心血管药物，如抗高血压药、利尿剂、血管扩张剂等；③其他药物，如降糖药、非甾体类抗炎药、镇痛剂、多巴胺类等。

（4）心理因素　由于不愿意麻烦别人或认为自己有能力做某些事情而勉强去干，导致跌倒的发生。并且老年人易出现认知障碍、沮丧、抑郁、焦虑、情绪不稳定等不良心理反应。

2. 外在因素

（1）环境因素　①个人环境。包括裤腿过长、穿拖鞋或尺码不合的鞋及居住环境发生改变等。②家居环境。包括光线昏暗或过于强烈、地面光滑或凸凹不平、家具位置改变或摆设不当、床铺和座椅过高或过低、楼梯和浴室缺少扶手、台阶间距过高或边界不清晰等。③户外环境。包括雨雪天气造成的地面过滑、人群拥挤、台阶或人行道缺乏修缮等。

（2）社会因素　教育程度、工作性质、收入水平、卫生保健水平、享受社会服务和卫生服务的途径、室外环境的安全设计，以及老年人是否独居、与社会的交往和联系程度都是导致跌倒的影响因素。

> **考点提示**
> 老年人跌倒的危险因素。

（3）动作和体位因素　突然体位改变、颈部变动、站立排尿、从事重体力劳动、较大危险性活动，如爬梯子、骑车等。

（三）跌倒的危害

1. 软组织及内脏损伤。轻度软组织损伤可有局部疼痛、压痛、肿胀及瘀斑。重度软组织损伤包括关节积血、脱位、扭伤及血肿，损伤局部在肿胀、疼痛的同时，会有不同程度的活动受限。内脏损伤或裂伤时会有胸腹部相应部位的触痛，如果是腹部脏器，还会出现腹膜刺激征。

2. 骨折是老年人致残的主要原因之一，由于长期卧床导致其健康状况恶化。常出现股骨颈骨折、椎骨骨折及髋部骨折。

3. 脑损伤，如脑挫伤、脑震荡、脑出血等。

4. 加重原有疾病。

5. 跌倒导致长期卧床，出现各种并发症，如压疮、栓塞、坠积性肺炎等。

> **考点提示**
> 老年人跌倒的危害。

6. 跌倒最严重危害是导致死亡。

二、评估

跌倒后应尽早进行评估，需迅速了解是否出现与跌倒相关的损伤和并发症、导致跌倒的原因及影响因素。

（一）一般检查

观察老年人的神志及生命体征，判断有无意识改变及改变程度，检查皮肤和软组织有无损伤。

（二）重点部位检查

1. **头部检查**　对头部先着地的老年人，检查头部有无外伤，耳、鼻腔有无分泌物流出，有无神经系统功能异常，如头痛、恶心、呕吐、感觉异常、意识障碍、精神错乱、视力模糊、大小便失禁等。头部损伤者可当时出现典型的临床表现，也可能数日或数月后表现出症状，需引起警惕。

2. **脊柱检查**　检查有无触痛、中线移位等脊柱外伤的表现。

3. **胸腹部检查**　检查两侧呼吸运动是否对称，呼吸频率及呼吸音有无改变，是否有胸痛，心律、心音有无异常。检查腹部有无膨隆，有无肌紧张、压痛、反跳痛、移动性浊音等。

4. **骨盆、四肢检查**　老年人跌倒后易发生股骨颈骨折、腰椎压缩性骨折、肱骨颈骨折等。若跌倒后局部出现疼痛、压痛、肿胀、畸形、肢体功能障碍、反常活动，应考虑骨折。

（三）确定危险因素

1. **跌倒情况评估**　跌倒的地点、时间；跌倒前有无头晕、头痛、胸闷、心悸、呼吸急促、肢体无力等，有无饮酒、用药史等；

2. 健康史　本次跌倒史；既往史：有无与跌倒有关的疾病，如白内障、青光眼、肌无力、严重关节炎、体位性低血压、高血压、脊椎病、癫痫、老年痴呆症；询问过去跌倒次数、情况、有无惧怕的心理；是否使用可引起跌倒的药物。

3. 环境评估　室内环境包括灯光、地面、障碍物、不合适的家具高度和摆放位置，楼梯台阶，卫生间扶栏、把手等，鞋和行走辅助工具是否合适；室外环境包括台阶和人行道是否缺乏修缮、雨雪天气、道路拥挤等。

（四）辅助检查

1. 影像学检查　对怀疑骨折者作 X 线检查，对头部先行着地者应作头颅断层扫描（CT）或磁共振（MRI）检查。

2. 实验室检查　目的是寻找可能致跌倒的潜在疾病。

3. 诊断性穿刺　对怀疑有内脏损伤的患者进行确诊。

4. 简易量表使用　临床工作中常用的与跌倒有关的评估量表包括特殊活动平衡信心量表、活动与害怕跌倒量表、Morse 跌倒风险评估量表、起立与行走计时试验、多因素跌倒风险评估、老年人平衡能力测试表、老年人跌倒风险评估表、姿势控制能力、动态平衡能力、预防老年人跌倒家居环境危险因素评估表等。

（五）社会心理因素

除了了解老年人的一般心理和社会状况外，要特别关注有跌倒史老年人有无跌倒后的恐惧心理。

三、预防及护理措施

（一）预防措施

1. 针对疾病预防措施

（1）如对平衡功能差者，可凭借助步器提高侧向稳定性，也可教会老人做平衡操。

（2）眩晕者一旦出现不适则立即就近坐下或上床休息；对视力下降者，指导其避免用眼过度，尽量在光线充分时出行。

（3）对肌力减退者，指导其选择适合且容易坚持的运动形式，通过锻炼提高肌力和关节的灵活性。

2. 日常生活防跌倒

（1）帮助老人熟悉环境、方位和布局。

（2）地面平整、无障碍物，防滑（干燥、不打蜡），有弹性。

（3）老人活动范围内照明良好。

（4）卫生间安装坐便器，并设扶手，澡盆盆口离地面不超过 50 cm，盆底有防滑胶垫。

（5）各种物品放于容易取用之处，避免登高取物。

（6）选择合适高度的椅子，切勿坐在有轮或不稳的椅子上。

（7）衣、裤、鞋大小合适，鞋底有防滑纹，室内避免只穿袜子走路。

（8）醒后平卧半分钟，床上坐起半分钟，双腿下垂半分钟（3 个半分钟），站稳后再起步行走；行动不便者应使用拐杖或有人搀扶。

（9）服用安眠镇静或降压药物的老人，将便器、拐杖、眼镜等常用物品放于容易取用之处，必须下床时，要有人陪伴。

（二）紧急处理

老年人跌倒后不要急于扶起，要根据评估结果分情况进行跌倒后现场处理。

1. 首先应呼唤、安慰患者。

2. 检查确认伤情程度。

（1）询问老年人跌倒情况及对跌倒过程是否有记忆，如不能记起跌倒过程，提示可能为晕厥或脑血管意外，需要行 CT、MRI 等检查确认。

（2）询问是否有剧烈头痛或口角歪斜、言语不利、手脚无力等，提示可能为脑卒中，处理过程中注意避免加重脑出血或脑缺血。

（3）检查有无骨折，如查看有无肢体疼痛、畸形、关节异常、肢体位置异常、感觉异常及大小便失禁等，以确认骨折情形，适当处置。

3. 观察生命体征、意识状态，视病情尽最大努力将患者安置于正确位置及体位，如需搬运应保证平稳，尽量保持平卧姿势。

4. 有外伤、出血者，立即包扎止血并进一步观察处理。

5. 对确认骨折者，应抬上床，平卧、制动，进行专业处置。

6. 如疑为脑卒中所致者，则应由有经验的人员小心搬运老人，避免加重脑出血或脑缺血。

7. 如果老年人试图自行站起，可协助其缓慢起立，坐位或卧位休息，确认无碍后方可放手，并继续观察患者病情。

8. 对跌倒后意识不清者，应特别注意。

（1）有呕吐者，头偏向一侧，并及时清理口鼻分泌物，保持呼吸通畅。

（2）有抽搐者，移至平整、较软地面或身体下垫软物，防止碰伤、擦伤，必要时上下齿间垫牙垫，防止舌咬伤，注意保护抽搐肢体，防止肌肉、骨骼损伤。

> **考点提示**
> 老年人跌倒后的急救处理措施。

（3）如发生呼吸心跳停止，应立即进行胸外心脏按压、口对口人工呼吸等急救措施。

（三）跌倒后老年人自己起身的方法

1. 如果是背部先着地，应弯曲双腿，挪动臀部到放有毯子、垫子的椅子或床铺旁，然后使自己较舒适地平躺，盖好毯子，保持体温，如有可能要向他人寻求帮助。

2. 休息片刻，等体力准备充分后，尽力使自己向椅子的方向翻转身体，使自己变成俯卧位。

3. 双手支撑地面，抬起臀部，弯曲膝关节，然后尽力使自己面向椅子跪立，双手扶住椅面。

> **考点提示**
> 跌倒后老年人自己起身的方法。

4. 以椅子为支撑，尽力站起来。

5. 休息片刻，部分恢复体力后，打电话寻求帮助——最重要的就是报告自己跌倒了。

（四）护理措施

1. 病情观察 立即观察患者神志、心率、血压、呼吸等，警惕内出血及休克征象。严密观察生命体征、神志、瞳孔大小及对光反射，以及单侧虚弱、口齿不清、打哈欠，跌倒后排泄情况，警惕有无颅脑损伤等。

2. 治疗护理　由于疾病引起的跌倒，需积极治疗原有疾病，并开展相应护理。对于机体老化或环境因素导致的跌倒，通过加强肌力锻炼和平衡能力训练、加强老年人及照顾者的防范意识、改善居住环境等可减少跌倒发生。对于跌倒引起的软组织损伤、疼痛、骨折等，通过外敷或涂擦药物、活动制动等护理配合，促进患者尽早康复。

3. 合理运动　适宜的、规律的、科学的运动能增强老年人的肌肉力量、柔韧性、协调性、平衡能力、步态稳定性和灵活性，从而减少跌倒的发生。适合老年人的运动包括太极拳、散步、慢跑、广场舞等。

4. 安全护理

（1）环境安全　室内通风良好，光线良好；地面干燥、平坦；厕所有可扶把手；浴室地面可防滑；常用物品放在触手可及的位置；家具摆放整齐，防止对老年人产生碰伤；对道路、厕所、灯等予以明确标志，并将其具体方位告知老年人。

（2）穿着安全　衣着舒适合身，避免穿过紧或过于宽松的服饰，以免行走时绊倒；鞋子要合适，尽量避免穿拖鞋、鞋底过于柔软的鞋、过大的鞋、高跟鞋以及易滑倒的鞋。

5. 心理护理　了解患者有无恐惧再次发生跌倒的心理，根据患者既往跌倒的原因和身体状况评估再次跌倒的可能性，介绍预防跌倒的对策，帮助患者制订合理的活动计划，减轻其恐惧心理。积极自我防护，改变不服老、不麻烦人的心理。

6. 提供跌倒后的长期护理　大多数老年人跌倒后伴有不同程度的身体损伤，需要长期卧床者给予提供长期护理。

（1）根据患者的日常活动能力，提供相应的基础护理，满足老年人日常生活需求。

（2）预防压疮、肺部感染、尿路感染等并发症。

（3）指导并协助老年人进行相应的功能锻炼、康复训练等，预防废用综合征的发生，促进老年人身心功能康复，回归健康生活。

7. 健康教育　根据评估结果确定跌倒的危险因素，制定针对性措施，包括增强防跌倒意识、合理运动、积极治疗原发病、合理用药、选择适当的辅助工具、创造安全的睡眠环境、调整生活方式、防治骨质疏松、保证良好睡眠习惯等。

> **考点提示**
>
> 老年人跌倒后的护理措施。

实训情境设计

【实训目的】

1. 能体会易跌倒老人的痛苦。

2. 能设身处地的为易跌倒老年人设计防跌倒措施。

3. 能准确指导老年人跌倒后自己起身的方法。

4. 能迅速进行老年人跌倒现场的紧急处理。

5. 能准确指导老年人使用拐杖行走。

【实训场景设计】

李大爷，75岁，脑溢血后遗症，走路向右侧偏斜。居住环境：普通家庭两居室。家人因外出有事，留李大爷一人在家。

1. 请模拟李大爷一人在家倒水，上洗手间情景，突然跌倒。

2. 模拟演示老年人跌倒后自己起身的过程。

3. 演练老年人跌倒现场的救护过程。

4. 假如你是李大爷的家庭护理者，请你手把手教李大爷防跌倒措施，及跌倒后的处理措施。

5. 请你根据普通家庭两居室的环境，给李大爷的家人提供具体的防跌倒建议，包括照明、地板、家具、卫生间等要求。

【实训要点提示】同第二章第一节。

（张晓丽）

第四节　大小便失禁老年人的护理技术

案例导入

成奶奶，75 岁，二十多年前开始在咳嗽、大笑、打喷嚏、奔跑时尿液不自主地溢出。去年年底开始症状加重，询问过去史，得知成奶奶自这个冬春季以来持续咳嗽长达 4 个月，漏尿症状有所加重。询问生育史，育有一子一女，女儿为产钳助产。妇科检查见子宫 I 度脱垂；泌尿系统检查，膀胱内压正常，膀胱逼尿肌稳定，尿道压力测试：在膀胱充盈状态下站立位可见随咳嗽尿液漏出，咳嗽停止后还见漏尿。

请问：

1. 根据上述资料，这位老年女性患的是哪种类型的尿失禁？危险因素有哪些？

2. 建议采用哪些治疗方法？

3. 如何进行盆底肌的训练？

排泄是机体将代谢废物排出体外的生理过程，顺利排泄是维持健康和生命的必要条件，而排泄行为的自理则是保持人类尊严和生活自理的重要条件。随着年龄的增长，老年人的排泄功能逐渐减弱，老年女性因会阴部肌肉张力下降、更年期后激素水平降低，可出现尿道萎缩而致尿失禁；老年男性则因膀胱、尿道肌张力降低出现尿失禁。老年人由于肛门括约肌松弛，张力减弱，肛管、直肠功能减退，大便失禁发生较为常见。大小便失禁的问题可直接影响老年人的生活质量和健康长寿。作为照护人员，掌握大小便失禁老年人的护理技术，及时为老年人提供指导与协助具有重要意义。

一、尿失禁

（一）概述

1. 概念　尿失禁（Urinary Incontinence，UI）指膀胱括约肌损伤或神经功能障碍而丧失控制排尿的能力，尿液不自主地经尿道流出，分为真性尿失禁（完全性尿失禁）、假性尿失禁（充溢型尿失禁）、压力性尿失禁、急迫性尿失禁、混合性尿失禁、功能性尿失禁、反射性尿失禁。

2. 原因

（1）真性尿失禁　由于膀胱括约肌损伤或支配括约肌的神经功能障碍，尿道失去正常张力，膀胱空虚，不能储存尿液，而致在无任何预感情况下，尿液自动从尿道口流出。常见于昏迷、截瘫、外伤或手术后的老年人。

（2）假性尿失禁　脊髓初级排尿中枢活动受抑制，膀胱充满尿液，内压增高，迫使少量尿液流出；膀胱出口梗阻或逼尿肌收缩乏力引起尿潴留，致膀胱过度膨胀后尿液不断溢出。

（3）压力性尿失禁　骨盆底部肌肉筋膜松弛或膀胱括约肌张力减低，使尿道张力降低，但还不至于引起完全性尿失禁，只有在咳嗽、打喷嚏或运动等腹肌收缩，腹内压增高时尿液才不自主地外流。多见于中老年女性，肥胖者尤甚。

（4）急迫性尿失禁　严重的膀胱炎症或出口梗阻的刺激，或神经系统病变使大脑皮层对脊髓排尿中枢的抑制减弱而引起逼尿肌不自主收缩所致，即尿急时的不自主漏尿，常伴尿频、夜尿增多。

（5）混合型尿失禁　多见于身体虚弱的老年人。

（6）功能性尿失禁　多由环境因素、行为失智、行动不便、行动受限制、精神抑郁、操作灵活性及医疗因素引起，如髋部骨折。

> **考点提示**
>
> 尿失禁的分型及原因。

（7）反射性尿失禁　上运动神经受损、神经性膀胱、脑卒中、下脊髓神经受损、糖尿病患者常见。

3. 影响因素

（1）年龄　老年人肾脏浓缩尿液功能降低，摄入少量水分即可生成一定的尿液，且老年人盆底部肌肉松弛，膀胱括约肌萎缩，膀胱弹性差、容积小，较少的尿量便可引起较强的尿意，排尿次数增加，且易产生尿失禁。

（2）疾病与药物因素　①中枢神经系统的损伤和病变，如脊髓外伤、感染或肿瘤、脑血管意外、脑外伤。②泌尿系与盆底肌肉损伤，如盆腔、直肠、前列腺手术或分娩引起的尿道括约肌和盆底肌肉损伤、松弛及膀胱、尿道阴道瘘和输尿管阴道瘘等。③泌尿系统先天性畸形，如尿道上裂、输尿管口异位等。④下尿路梗阻，如前列腺增生症、尿道狭窄等。⑤膀胱炎症，严重的膀胱炎症或其他病变引起逼尿肌过度收缩。⑥药物作用。长效镇静剂（如地西泮、氟西泮）；利尿剂（如呋塞米、布美他尼）；钙通道阻滞剂（如硝苯地平、地尔硫䓬）等。

4. 临床表现

（1）真性尿失禁（完全型尿失禁）　膀胱胀满时，无法感受到膀胱胀满的感觉，也没有尿意感冲动，而尿液不自觉持续流出。

（2）假性尿失禁（充溢型尿失禁）　膀胱过度膨胀而导致尿液不自主漏出；临床症状有尿频、不定时尿漏、持续尿漏，或同时出现压力性或急迫性尿失禁的部分症状。

（3）压力性尿失禁　腹压突然增加，如跳跃、跑步、打喷嚏、开怀大笑时，尿液不自主地从尿道口漏出。

（4）急迫性尿失禁　尿感产生时，来不及到厕所，尿液就由尿道口漏出。

（5）混合型尿失禁　数种尿失禁同时存在，以压力性合并急迫性尿失禁多多见。

（6）功能性尿失禁　因环境、心理或认知功能障碍等因素所产生的尿失禁。

（7）反射性尿失禁　膀胱胀满时，无法感受到膀胱胀满的感觉，也没有尿意感冲动，但固定间隔时间，膀胱会出现不自主、无法抑制的收缩或引发交感神经反应而排出小便，或用手刺激耻骨上方、大腿内侧或肛门时，可以引发排尿反射冲动。

考点提示

尿失禁的临床表现。

老年人因长期尿失禁而易患会阴湿疹、压疮、尿路感染、败血症、跌倒、骨折等并发症。

（二）评估

1. 健康史

（1）询问老年人尿失禁的起始时间、发生频次、排尿次数、尿量、是否有血尿、尿液浑浊、发热、消瘦、乏力、盗汗等伴随症状。

（2）重点了解可能引起老年人尿失禁的因素，如有无认知症、脑卒中、谵妄、脊髓疾病、高血糖等情况；是否应用了长效镇静剂、利尿剂或钙通道阻滞剂等；是否有尿道手术史及外伤史等。

（3）询问是否有诱因，如咳嗽、打喷嚏。

2. 身体状况

（1）询问排尿时是否伴有尿急、尿频（日间排尿超过 7 次）、尿痛等伴随症状。

（2）评估尿失禁的类型及临床表现（见尿失禁的临床表现）。

3. 辅助检查

（1）根据尿失禁老人情况选择相应辅助检查　包括直肠指诊、老年女性外生殖器检查、尿道压力测试（压力性尿失禁的诊断）、尿垫试验（在老年人内裤中放置卫生垫，运动前后进行重量对比，以了解是否有漏尿现象）、其他检查（尿常规、尿细菌培养、肝肾功能检查、血糖、血钙和清蛋白等）。

（2）简易量表使用　常用的简易量表有急迫性尿失禁影响问卷（Urge – Incontinence Impact Questionnaire，U – IIQ）、急迫性尿失禁影响量表（URIS – 24）、急迫性尿失禁量表（Urge – Urinary Distress Inventory，U – UDI）、尿失禁生活质量量表（I – QOL）、Brink 量表、尿失禁自我效能量表（GSE – UI）等。

4. 心理社会状况评估　老年人有无因尿失禁造成的身体异味、反复尿路感染及皮肤糜烂而引起的孤僻、抑郁、羞耻和退缩等心理障碍；了解尿失禁老年人自我护理能力、家庭支持状况、护理费用来源及是否有困难。

（三）预防及护理措施

1. 预防措施

（1）避免腹压增高的动作　平常应注意避免腹压增高，如避免长时间站立、便秘、慢性咳嗽等，肥胖者要减肥。

（2）清淡饮食　急迫性尿失禁由于膀胱肌肉受到不良刺激所致，饮食上要求以清淡为主，避免刺激性食物。

（3）盆底功能锻炼　对压力性尿失禁和急迫性尿失禁都有一定的治疗和预防作用，锻炼方法见护理措施；对于尿路梗阻引起的充溢性尿失禁，要早期解决梗阻，避免发生尿失禁。

（4）避免药物使用不当　老年人应慎用或禁用引起尿失禁的药物，以免发生药源性尿失禁，如止痛剂、镇痛剂、乙醇制剂等可降低括约肌对排尿反射的敏感性，应尽量少用。心、肾疾病需要用利尿剂时，尽可能采用早晨顿服，以减少夜间尿失禁的发生。

2. 护理措施

（1）心理安慰与支持　不论何种原因引起的尿失禁，均会给老年人心理造成很大的负面影响，引起困窘、羞耻、焦虑甚至自卑或自我厌恶等不良情绪，同时尿失禁也给生活带来诸多不便，直接影响老年人的生活质量。因此，在护理过程中，护理员要充分尊重、理解和关心老年人，给予安慰，消除其不良情绪；给予鼓励和支持，帮助其树立信心，积极配合治疗与护理。

（2）创造便利的生活环境　老年人生活区域内，座椅高矮适宜，地面平整、防滑，卫生间布局方便出入且靠近卧室，马桶旁和走道应有扶手，光线良好；衣裤宽松，方便松解；如乔迁新居，应帮助老年人提前熟悉厕所的位置，降低尿失禁发生的概率。

（3）保持皮肤的清洁与干燥　长期尿液浸渍会导致臀部及会阴部皮肤发生皮疹、溃疡或感染，如不及时处理可导致严重并发症。因此，一旦发生尿失禁，要及时更换潮湿的衣裤、床单、尿垫，用温水洗净会阴和臀部，并用柔软的毛巾轻轻擦干；同时勤换衣裤、床单、尿垫等以保持局部皮肤清洁干燥，减少异味；并根据皮肤情况，定时按摩受压部位，防止压疮的发生。

（4）内裤、尿垫或尿布的选择及更换　内裤及尿垫宜选择柔软、吸湿性好、通气良好的棉织品，并根据尿量选择一次性纸尿垫、尿垫短裤或纸尿裤，纸制品通气性较差，不宜长期使用；更换尿布时要注意观察老年人排泄物的性状，将老年人臀部抬起，避免拖、拉、推等动作，以免损伤皮肤。

（5）外部引流　必要时应用接尿装置引流尿液。老年女性可用女式尿壶紧贴外阴部接取尿液。老年男性可用阴茎套连接集尿袋接取尿液，每日定时取下，清洗会阴部和阴茎，暴露于空气中，保持干燥，该方法对老年人影响较大，不易长期使用；病情允许可以使用尿壶接尿。

（6）重建正常的排尿功能　①摄入适量的液体如病情允许（肾功能衰竭、心肺疾患除外），鼓励老年人多饮水，白天 1500 ~ 2000 ml，以增加对膀胱的刺激，促进排尿反射的恢复，预防泌尿系感染。入睡前限制饮水，以减少夜间尿量，保证老年人的休息。避免摄入有利尿作用的咖啡、浓茶、可乐、酒类等。②训练膀胱功能向老年人及家属说明膀胱训练的目的、方法及时间，以取得配合。根据老年人的排尿反应，合理安排排尿时间表，开始时白天每隔 1 ~ 2 小时排尿一次，夜间每隔 4 小时排尿一次（排尿后用手按压下腹部，以排空膀胱残余尿，但按压力度要合适），以后时间逐渐延长，以促使老年人建立规律的排尿习惯，促进排尿功能的恢复。③盆底肌训练指导老年人进行骨盆底部肌肉的锻炼，以增强控制排尿的能力。方法为：指导老年人取立、坐或卧位，试做排尿或排便动作，先慢慢收缩盆底肌肉并保持 10 秒，再缓缓放松 10 秒，重复收缩与放松 10 次，每日数次，以老年人不感疲乏为宜。

（7）加强留置导尿术后及护理　对长期尿失禁的老年人，为避免尿液浸渍刺激皮肤，发生破溃，可行留置导尿术。通过定时夹放引流管排放尿液以锻炼膀胱壁肌肉张力，恢复膀胱的正常生理功能。留置导尿老年人的护理措施如下：①妥善固定引流管和集尿袋。引流管长短要适宜，以老年人自如翻身时引流管尾端不浸入尿液为度；集尿袋固定位置应低于膀胱高度，防止尿液反流；老年人离床活动时用胶布将导尿管远端固定在大腿上，卧床时将集尿袋固定在床旁易于检查又较为隐蔽的适当位置。②保持引流管通畅。留置导尿管应放置妥当，避免受压、扭曲、堵塞等造成的引流不畅而致泌尿系统感染。在为老年人进行翻身、活动身体时尤其要注意导尿管固定部位不要松脱；当发现尿液混浊、色黄等时应及时进行膀胱冲洗。③保持会阴部清洁，防止感染。老年女性用消毒棉球擦拭外阴及尿道口；老年男性用消毒棉球擦拭尿道口、龟头及包皮，1~2次/日。④及时排空、每日定时更换集尿袋，记录尿量。更换集尿袋时，始终保持集尿袋低于老年人会阴部，不可将引流管末端抬高，防止尿液反流。⑤定时更换导尿管。橡胶导尿管每周更换 1 次，硅胶导尿管可酌情延长更换周期。⑥训练膀胱反射功能。采用间歇式夹管方式，一般每 3~4 小时开放一次，使膀胱定时充盈和排空，促进膀胱功能恢复。⑦鼓励老年人多饮水和进行适当的活动，通过增加尿量达到自然冲洗尿道的目的，预防泌尿系统感染和结石的形成。⑧注意倾听老年人的主诉并观察尿液情况，每周查一次尿常规，如发现尿液浑浊、沉淀、有结晶时，应及时报告。

二、大便失禁

（一）概述

1. 概念　大便失禁（Fecal Incontinence，FI）又称肛门失禁，指肛门括约肌失去意识的控制，气体、液体和固体粪便不由自主地排出肛门外，为排便功能紊乱的一种症状。根据失禁的程度不同，分为不完全性失禁和完全性失禁，对干便能控制而稀便和气体不能控制时称"不完全性失禁"；对干便和稀便都不能控制时称为"完全性失禁"；根据失禁的严重程度分为三度，不完全失禁时若粪便偶尔污染内裤为一度，若粪便经常污染内裤并伴有气体失禁为二度，完全性失禁为三度。

2. 原因　其原因涉及肛门括约肌的异常、控制括约肌的神经异常、盆底神经异常、阴部神经异常、脊柱神经损伤等。

（1）神经损伤　中枢神经系统疾病，脊髓损伤，使排便反射发生障碍。

（2）肛门括约肌萎缩　常见于括约肌疲劳而松弛；肛门直肠部瘢痕挛缩；肛门直肠先天性疾病；老年人身体虚弱或久病，肛门括约肌衰退无力。

（3）肛管直肠环断裂　肛管直肠环损伤；肛门直肠局部注射过量硬化剂或坏死或涂以腐蚀性较强的药物，造成广泛的感染、坏死；肛门直肠部较大面积深度的烧伤；分娩时Ⅲ度会阴部撕裂；麻醉下过度暴力扩肛等原因而引起。

（4）先天性疾病　先天性肛门括约肌不全。

（5）肛门直肠正常生理角度受到破坏　主要是耻骨直肠肌受损，粪便容器消失或肛管与直肠后壁生理角度破坏，使直肠与肛管呈一直的管腔，粪便排出的缓冲区消失。

（6）黏膜、皮内感觉受损　手术时直肠黏膜、皮肤损伤过多，破坏神经感受器，引起肛门失禁。

3. 影响因素

（1）年龄　老年人由于结肠、直肠肛门括约肌松弛易发生大便失禁。65 岁以上的老年女性大便失禁的发生率较正常人高 1.5 倍。

（2）认知水平　老年人的认知水平越低对排便的控制能力就越差，如阿尔茨海默病、意识障碍和昏迷等其大便失禁的发生率高达96.0%。

（3）生活自理能力　行动受限，生活自理能力下降的老年人，如脊髓损伤后的截瘫，大便失禁的发生率约占33%。

4. 临床表现

（1）症状　①完全性失禁。排便无次数、无定时，肠蠕动时，粪便由肛门排出，咳嗽、下蹲、走路、睡眠时不知不觉有稀便外流，污染衣裤、被褥。②不完全性失禁。干便时无失禁现象，稀粪不能控制，或老年人注意力集中于肛门部时尚可控制，一旦稍不注意，粪便即可流出；排气无声，同时有稀便流出。此外，由于肛门闭合不全，常有黏液外流，肛门部潮湿、瘙痒，甚至糜烂。

（2）体征　①指诊。肛门括约肌松弛和伸展，收缩力减弱或消失，可触及坚硬的粪块或肿瘤等。②体检。肛门会阴区潮湿不洁；湿疹、溃疡、瘢痕；肛周皮肤瘢痕、肛门松弛；有时可见直肠脱垂。

> **考点提示**
> 大便失禁的临床表现。

（二）评估

1. 病史

（1）评估老年人的排便情况　包括排便习惯、排便时间、排便次数、粪便性状、排便量、有无便秘、腹泻等。如果全天大便失禁可能与粪便嵌塞有关，若一天只出现1～2次，且与进食有关，可能是神经性大便失禁。

（2）了解老年人最近进食情况　如果长期低渣饮食，则大便失禁可能与便秘有关；近期饮食变化或进食不洁食物，可能与腹泻有关。

2. 身体状况　评估大便失禁老年人的症状、体征，判断大便失禁类型及程度，检查有无受失禁粪便的浸渍出现的皮肤糜烂、湿疹样改变、局部或全身的感染。

3. 辅助检查

（1）根据尿失禁老人情况选择相应辅助检查　①直肠镜观察黏膜的颜色，有无肿瘤、狭窄、溃疡、出血等。②粪便细菌学检查、腹部平片、钡灌肠等查找大便失禁的病因。③肛门测压、排便造影、肛门部超声等进行盆底和括约肌功能检查。

（2）简易量表使用　常用的简易量表有大便失禁患者生活质量量表（FIQL scale）、失禁相关性皮炎评估量表、失禁风险评估量表等。

4. 心理社会状况　了解有无因大便失禁污染衣裤和被褥给老年人生活和社交造成不便；评估老年人有无自卑、自责、孤独、抑郁、退缩等情绪；了解老年人及家属对大便失禁的理解、老年人的自护能力和家庭支持程度。

（三）预防及护理措施

1. 心理支持与安慰　大便失禁时粪便自然流出，污染内裤；睡眠时粪便排出污染被褥；肛门、会阴部经常潮湿；肛周皮肤糜烂、疼痛瘙痒、湿疹样改变，严重影响老年人的生活质量和身心健康，老年人会因大便失禁而感到自卑、羞愧、失去自尊或抑郁孤僻，期望得到理解与帮助。作为护理人员，要充分尊重理解老年人，用全面细心的照顾、关心体贴的语言、娴熟的照护技术，帮助其树立康复的信心。

2. 皮肤护理　粪便对老年人肛周皮肤的刺激较大，易致局部皮肤破损，产生失禁性皮炎、压疮等。

（1）保持皮肤的清洁干燥　应指导老年人或其家属随时更换污染的衣裤和被单，每次排便后均要及时用温水洗净肛门周围及臀部皮肤，并用柔软的毛巾轻轻擦干，以保持皮肤的清洁干燥。

（2）使用护理用具　对于大便失禁严重或无规律排便的老年人使用柔软、吸水、透气性好的一次性尿垫、内置式卫生棉条、脱脂棉、带气囊气管肛管、丹碧丝肛门塞入、人工肛袋等护理工具，使用前肛周皮肤涂鞣酸软膏加以保护，避免破损感染。

（3）变换体位，减轻受压　对于长期卧床的老年人，要每隔 2 小时，必要时每 1 小时变换体位一次，以减轻骶尾部受压，促进局部血液循环，并经常观察骶尾部皮肤变化，定时按摩受压部位，预防压疮的发生。

3. 帮助老年人重建控制排便的能力

（1）了解老年人排便时间、掌握排便规律，定时给予便器，促使老年人按时自己排便。

（2）教会老年人进行肛门括约肌及盆底部肌肉收缩锻炼，方法同尿失禁护理措施中的盆底肌训练。

4. 健康教育

（1）指导老年人加强营养，增强体质，如病情允许，每天摄入足量的液体，避免油腻、辛辣、刺激、高纤维食物。

（2）适当运动以增强肌力。鼓励老年人坚持力所能及的活动，如散步、慢跑、打太极拳、太极剑、太极扇、八段锦、练气功、养花、绘画、书法等；卧床不起的老年人可做肢体活动，并定时翻身和按摩，有意锻炼腹肌、膈肌、肛提肌功能。

（3）保持室内空气新鲜，经常通风，以保持空气清新，通风的时间可根据室内外温差的高低、室外风力的大小及室内空气污染的程度进行调节。

> **考点提示**
> 大便失禁老年人的预防及护理措施。

（4）鼓励老年人保持积极乐观的精神状态，参与适当的社交活动以消除紧张心理。

知识链接

失禁性皮炎与压疮的鉴别

	压疮	失禁性皮炎
原因	剪切力、压力、摩擦力	潮湿的环境
部位	骨突部位	会阴部、肛周、皮肤皱褶处
病理生理	组织和血管缺血缺氧性病变	失禁物质刺激产生的炎性反应
发展趋势	自内而外的损伤，起源于深部组织，并向表面进展	自外向内的损伤，起源于表皮组织，并向内进展
形态	单一、多呈圆形、边界清楚	多呈弥散性、镜面性、边界不清
深度	出现皮下组织以下，肌肉、肌腱和骨骼以上（Ⅲ期）的较深伤口	多为浅表性
坏疽	易发生坏疽	不发生坏疽边缘
边缘	非苍白色，发红，黑色坏疽，黄色腐肉	红色但不均匀分布，周边皮肤粉白相间

实训情境设计

【实训目的】

1. 掌握为留置导尿的老年人更换集尿袋的操作方法。

2. 熟悉老年人进行会阴清洁的操作方法。

3. 了解与老年人有效沟通的技巧。

【实训场景设计一】

王奶奶，78 岁，20 年前患糖尿病，10 年前患心肌梗死，采取心脏支架治疗，3 年前患脑梗死遗留左侧肢体功能障碍，2 个月前大面积脑梗，经本市某三甲医院抢救脱离生命危险，目前入住养老机构，意识清楚，时有急躁情绪，尿失禁，已经进行留置导尿，尿液已达尿袋的 2/3 满，尿液微黄，遵医嘱需要更换集尿袋。

1. 如果你是王奶奶的护理者，请为王奶奶更换集尿袋。

2. 请你根据王奶奶的身体情况及目前排尿情况为王奶奶做健康指导。

【实训场景设计二】

马爷爷，88 岁，汉族，大学文化，"脑中风"后卧床 1 年，老人现瘫痪在床，能与人正常交流，吞咽功能正常，但无法自主翻身，大便失禁，每日 4～7 次，为糊状便，腹股沟、肛周皮肤潮红，遵医嘱睡前需为马爷爷进行晚间会阴清洁并协助马爷爷穿上纸尿裤。

1. 如果你是马爷爷的护理人员，请为马爷爷清洁会阴部。

2. 请你根据马爷爷的身体情况协助马爷爷穿上纸尿裤。

【实训要点提示】同第二章第一节。

（蔡巧英）

第五节　疼痛老年人的护理技术

案例导入

赵爷爷，68 岁，退休教师，喜欢运动，经常和老朋友一起去登山、打太极。6 个月前，赵爷爷感觉双侧膝关节疼痛，长时间步行或登山、上下楼梯时疼痛加剧。医生诊断为双侧膝关节退行性骨关节变病。今天护理员小张值班，发现赵爷爷沉默寡言，眉头紧锁，难以交流。

请问：

1. 评估赵爷爷疼痛程度的方法有哪些？

2. 为缓解赵爷爷的疼痛，应采取哪些护理措施？

一、概述

据中华医学会疼痛学会统计，我国至少有 1 亿以上疼痛患者，65%～80% 的老年人曾经历过某种疼痛。慢性疼痛是困扰许多老年人的一种不适体验，长期持续性的疼痛影响老年人的生活品质，影响健康老龄化的实现。作为护理人员，应掌握疼痛的相关知识，采取有效措施缓解老年人的疼痛，提高老年人的生活质量，对接健康中国战略。

（一）概念

疼痛（pain）是一种与组织损伤或潜在组织损伤相关的感觉、情感、认知和社会维度的痛苦体验。其特征为提示个体的防御功能或人的整体性受到侵害，是个体身心受到侵害的危险警告，常伴有生理、行为和情绪的反应，是身心不舒适的感觉，被列为除体温、脉搏、呼吸、血压四大生命体征之外的第五大生命体征。

（二）分类

1. 按临床发病急缓

（1）急性疼痛　持续时间较短（常＜1个月），多发生于急性外伤、疾病或外科手术后，受伤部位痊愈后，疼痛可经治疗消失或自愈。

（2）慢性疼痛　持续时间较长（常＞3个月），多发生于关节炎、腰背痛、头痛和周围神经病变。可伴有疲乏、失眠、食欲减退、抑郁等症状。

2. 按疼痛性质

（1）刺痛　痛觉形成迅速，定位明确，性质尖锐，范围局限，持续时间短，刺激去除后痛觉立即消失。

（2）灼痛　痛觉形成缓慢，定位不明确，持续时间长，刺激去除后持续数秒才能消失。

（3）酸痛　常由内脏和躯体深部组织受到伤害性刺激后产生，刺激后疼痛缓慢发生，范围广，可累计多个部位，数分钟后达到高峰，定位差，常伴有内脏和躯体反应。

（4）跳痛　多发生于炎症区，由组织肿胀压迫神经末梢引起，疼痛呈规律性或阵发性，性质剧烈，有时难以忍受，伴有动脉搏动时疼痛可短暂加剧。

（5）点击痛　为根性痛的一种表现，敏感的神经根受到突出的椎间盘挤压，或由于咳嗽、喷嚏等因素使组织短时间内压力升高，神经根受到刺激可产生点击痛，为触电样感觉。

3. 按疼痛的表现形式　分为局部痛、放射痛、牵涉痛。

4. 按疼痛的部位　分为表浅痛和深部痛。

（三）原因

1. 温度　刺激过高或过低的温度作用于体表，均会引起组织损伤。受伤的组织释放组胺等化学物质，刺激神经末梢导致疼痛。如高温可引起灼伤，低温可引起冻伤。

2. 化学刺激　化学物质如强酸强碱，可直接刺激神经末梢，导致疼痛。而化学灼伤还可以使受损的组织细胞释放化学物质，再次作用于痛觉感受器，使疼痛加剧。

3. 物理损伤　碰撞、针刺、刀切割、牵拉、肌肉受压、挛缩等均可使局部组织受损，刺激痛觉神经末梢引起疼痛。

4. 疾病因素　骨关节炎、骨质疏松、骨质增生、脊椎病、退行性病变、心血管病变等疾病导致的某些管腔阻塞、组织缺血缺氧、空腔脏器过度扩张、平滑肌痉挛或过度收缩、局部炎性浸润等均可引起老年人的疼痛。

5. 心理因素　愤怒、悲伤、恐惧、情绪紧张或低落等均能引起局部血管收缩或扩张而导致疼痛，心理因素也可引起神经性疼痛。

6. 其他　疲劳、睡眠不足、用脑过度等可导致功能性头痛。

（四）影响因素

1. 客观因素

（1）年龄 年龄与慢性疼痛呈正相关，即疼痛程度随着年龄的增长逐渐加重，90 岁以上有慢性疼痛的老年人伴随老化，生理功能逐渐退化，疼痛程度往往较重。

（2）性别 老年女性较男性慢性疼痛程度更严重。

（3）社会文化背景 老年人所处的社会和文化背景可影响其对疼痛的认知评价，进而影响对疼痛的反应。

（4）环境变化 与社会支持环境中如持续的刺激性噪音可增加肌肉的张力和应激性，加剧疼痛，而舒适的环境可以改善老年人的情绪，从而减轻疼痛；家属或亲朋好友的陪伴、鼓励和赞扬可减轻老年人的孤独和恐惧感，增强老年人对疼痛的控制，从而减轻疼痛。

（5）行为因素 分散注意力的行为，如看电视、聊天、充足的睡眠和休息可减轻疼痛，反之如因恐惧而肌肉紧张则会加剧疼痛。

（6）治疗与护理因素 许多治疗和护理操作都可以使老年人产生疼痛的感觉，如注射、输液等，所以在护理操作中应做到动作轻柔、语言亲切，以减轻疼痛。

2. 主观因素 既往经验、注意力、情绪、对疼痛的态度、性格等都可影响疼痛的程度。

（五）临床表现

1. 皮肤痛 疼痛刺激来自体表，多因皮肤黏膜受损引起。其特点是"双重痛觉"，即受到刺激后立即出现定位明确的尖锐刺痛（快痛）和 1～2 秒后出现的定位不明确的烧灼痛（慢痛）。

2. 躯体痛

（1）身体痛 发生于骨、关节、肌肉、皮肤或结缔组织的疼痛，性质多为剧痛或跳动性疼痛，并且常可清楚定位。

（2）内脏痛 发生于胃肠道和胰腺等内脏器官，其特点为疼痛发生缓慢而持久，定位常不明确，性质可为钝痛、灼痛或绞痛等，常伴恶心、呕吐等症状。

3. 神经痛 为神经损伤所致，可分为中枢神经性疼痛和周围神经性疼痛，表现为剧烈的灼痛或酸痛。

4. 牵涉痛 指内脏器官疾病引起的疼痛，同时在体表某个部位也发生痛感。牵涉痛与病变的内脏有一定的解剖相关性，如心绞痛可牵涉至可牵涉至左肩、左臂内侧达无名指和小指，至颈、咽或下颌部；胆囊疼痛可牵涉至右肩，胰腺痛可牵涉至左腰、背部。

5. 假性痛 指去除病变部位后仍感到相应部位疼痛，如截肢老年人仍能感觉不存在的肢体疼痛。其发生可能与病变部位去除前疼痛刺激在大脑皮质形成强兴奋灶的后遗影响有关。

> **考点提示**
> 不同部位疼痛的表现。

二、评估

（一）病史

询问老年人疼痛的部位、性质、疼痛开始时间、持续时间和强度、加强或缓解疼痛的因素；询问老年人目前的治疗，疼痛对食欲、睡眠和日常生活的影响；询问老年人过去的疼痛经历。

（二）身体状况

1. 评估生理改变情况 如有无痛苦面容、肌张力改变、生命体征的改变、有无出汗、瞳孔扩大等。

2. 神经系统检查 寻找运动、感觉、自主神经功能障碍和神经损伤的体征。

3. 运动系统检查 对触觉敏感区域、肿胀和炎症部位的触诊、相应关节的旋转和直腿抬高试验使疼痛再现以帮助明确原因。

4. 疼痛程度的评估 采用文字描述评分法、视觉模拟评分法、Wong – Banker 面部表情量表法、疼痛日记评分法、情绪评分等方法进行评估。

（三）辅助检查

根据疼痛原因及部位等选择辅助检查，如影像学（X 线、CT、MRI、造影等）及实验室检查等。

（四）心理 – 社会状况

慢性疼痛常伴随消极情绪，要及时评估老年人的心理、社会因素，如有无抑郁、焦虑，是否有社会适应能力下降，老年人个性及注意力等。

三、预防及护理措施

疼痛是最严重的一种不舒适感觉，护理人员应在全面、准确、持续评估老年人疼痛的基础上采取积极的措施，减轻老年人的疼痛，促进其舒适。

（一）寻找疼痛刺激源，对症处理

去除疼痛的原因，避免引起疼痛的诱因。如对外伤引起的疼痛，应先给予止血、包扎等处理后再行止痛措施；对骨质疏松者，应避免寒冷刺激等诱发因素；对骨关节炎，应避免或减少屈膝运动、关节外伤等诱发因素；腹痛时检查腹肌紧张度，是否有压痛及反跳痛，明确原因。

（二）药物止痛

目前，药物止痛仍然是最基本、最常用的方法。护理人员应掌握老年人慢性疼痛的规律，最好在其疼痛发作前给药，这比疼痛发作后给药，量少且药效好；选择侵入性最小、最安全的给药途径，尽量避免肌内注射，使用直肠给药或舌下含服、口服等途径；并在服药 20～30 分钟后评估药效及副作用，以便及时调整药物种类和剂量。

1. 三阶梯疗法 对于癌症疼痛，WHO 推荐镇痛三阶梯疗法，目的为逐渐升级，合理应用镇痛剂缓解疼痛；原则为按照药效的强弱依阶梯方式顺序使用、使用口服药、按时服药、用药剂量个性化。

（1）第一阶段 非阿片类药物，如阿司匹林、布洛芬和对乙酰氨基酚等，主要针对轻度疼痛的老年人。

（2）第二阶段 弱阿片类药物，如可卡因、氨酚待因和曲马多等，主要适用于中度疼痛的老年人，在应用非阿片类药物止痛无效，可选用弱阿片类药物。

（3）第三阶段 强阿片类药物，如吗啡、哌替啶、美沙酮等。主要用于重度和剧烈癌痛老年人。

在癌痛治疗中，常采用联合用药方法，加用辅助药以减少主药的用量和副作用。常用辅助药物有弱安定药（如地西泮）、强安定类药（如氯丙嗪）、抗抑郁药（如阿米替林）等。

2. 自控镇痛泵 该方法可满足不同老年人、不同时刻、不同疼痛强度下的不同镇痛需要，并可以使药物在体内持续保持最小镇痛药物浓度，镇痛效果较好，也更安全。

> **考点提示**
> 药物止痛的原则。

（三）中医止痛

针灸、推拿、按摩、刮痧等中医疗法，能够起到疏经通络、活血化瘀、调和气血的作用，可有效缓解疼痛。如神经性疼痛选用针灸疗法会有明显效果。

（四）物理止痛

冷、热疗法是常用的物理止痛方法，如热水袋、热水坐浴、冰袋、局部冷敷等。此外，脉冲电刺激也是常用的物理止痛法，通过对皮肤进行温和的刺激，可提高老年人的痛阈，能够起到较好的止痛作用，多用于慢性疼痛的老年人。

（五）分散注意力

网状激动系统在接收充足的或过度的感觉输入时，可以阻断疼痛刺激的传导。可以通过向老年人提供愉快的刺激，使老年人的注意力转向其他事物，从而减轻对疼痛的关注，甚至增加对疼痛的耐受性，如让老年人参加下棋、绘画、唱歌、太极拳、八段锦等感兴趣的活动。

（六）促进老年人的舒适

为老年人提供舒适的环境，如室内良好的采光、整洁柔软的床铺、安静温馨的环境等；在各项护理操作前，给予老年人清楚准确的解释，以减轻老年人的焦虑，使其身心舒适，从而减轻疼痛。

> **考点提示**
> 疼痛老年人的预防及护理措施。

知识链接

疼痛的发生机制

疼痛的发生机制非常复杂，迄今为止，尚无一种学说能全面合理的解释，有关研究认为痛觉感受器是游离的神经末梢，当各种伤害性刺激作用于机体并达到一定程度，可引起受损部位的组织释放某些致痛物质，如组胺、缓激肽、5-羟色胺、乙酰胆碱、H^+、K^+、前列腺素等。这些物质作用于痛觉感受器，产生痛觉冲动，并迅速沿传入神经传导至脊髓，再通过脊髓丘脑束和脊髓网状束上行至丘脑，投射到大脑皮质的一定部位而引起疼痛，神经末梢（伤害性感受器）受到各种伤害性刺激（物理的或化学的）后，经过传导系统（脊髓）传至大脑，而引起疼痛感觉。

实训情境设计

【实训目的】

1. 掌握为老年人布置睡眠环境的操作方法，促进老年人的舒适。

2. 熟悉与老年人有效沟通的方法与技巧。

3. 了解药物止痛的原则。

【实训场景设计一】

殷奶奶，77岁，入住某养老机构，平素喜欢与其他老年人聊天、做活动，今日感冒引起头痛，现在是秋天，晚上8点多了，吃过感冒药后还在房间床边椅子上坐着，有些烦躁。

1. 请模拟护理员与殷奶奶沟通的情景。

2. 如果你是殷奶奶的护理员，请采取措施减轻殷奶奶的头痛，协助殷奶奶上床睡觉。

【实训场景设计二】

王奶奶，80岁，食管癌，消瘦，性格孤僻，有时疼痛难忍，遵医嘱需常规服用药物，由于长期服药，造成王奶奶心情较差，治疗依从性降低，有时随意增加止痛药用量。

1. 请模拟护理员指导王奶奶服药的情景。

2. 如果你是王奶奶的护理人员，请采用非药物措施减轻其疼痛。

3. 请你对王奶奶进行健康教育，提高王奶奶用药依从性。

【实训要点提示】同第二章第一节。

（蔡巧英）

第六节　营养不良老年人的护理技术

案例导入

李大妈，76岁，腰背部弥漫性疼痛6年，医院曾诊断为"骨质疏松症"，未按照治疗方案正规服药，也未在饮食上加强相应的营养，1天前不慎摔倒导致髋骨骨折。李大妈家住农村，生活拮据，三餐以面食为主，喜高盐饮食。

请问：

1. 分析导致李大妈骨质疏松症的原因有哪些？

2. 目前李大妈最主要的护理诊断/问题是什么？

3. 针对李大妈的情况，需做哪些健康指导？

一、概述

老年人由于吞咽、消化、吸收功能下降，营养摄入受到限制，加之受疾病、社会、心理等因素的影响，其发生营养不良的风险大大增加。营养不良可以导致许多不良后果，包括身体虚弱、肌肉萎缩、免疫力下降等，延长住院时间，为个人和社会造成庞大的医疗支出。为老年人提供个体化及合适的营养干预措施，改善其营养状况，在促进老年人的身心健康、减轻医疗卫生和社会负担等方面均有重要意义。

（一）概念

营养不良（malnutrition）是由不足或不适当饮食所造成的，包括因摄入不足、吸收不良或过度损耗营养素所造成的营养缺乏和由于暴饮暴食或过度的摄入营养素而造成的营养过剩。但通常意义上营养不良指的是前者，本节主要介绍老年人营养缺乏的相关内容。

（二）原因

营养缺乏病是由于人体所摄取的营养素不足以供给细胞组织维持正常的代谢功能所致，可分为原发性营养缺乏病和继发性营养缺乏病。

1. 原发性营养缺乏病　又称为饮食性营养缺乏病。

（1）食物供给不足或调配不适　多在副食供给困难或蔬菜生产淡季时发生，主要表现为维生素的缺乏。

（2）不良饮食习惯　如偏食、挑食均可导致某些营养素的缺乏。

（3）食物加工过于精细导致某些营养素遭到破坏　如米面加工过度，可使维生素 B_1 损失 90%，维生素 B_2、维生素 PP（烟酸）和铁损失 70% ~ 85%；烹调方法不合理也可导致某些营养素的丢失。

2. 继发性营养缺乏病　又称为条件性营养缺乏病。

（1）食物摄取功能障碍　如胃肠疾病、牙齿脱落、神经精神病、食物过敏反应等。

（2）营养吸收障碍　如胃大部切除术后、小肠切除术后、短肠综合征等。

（3）营养素利用障碍　如糖尿病、甲状腺功能障碍、癌症、放射治疗、肝功能异常等。

> **考点提示**
> 引起老年人营养不良的原因。

（三）影响因素

1. 年龄　随着年龄的增长，老年人消化系统逐渐老化：牙齿脱落，味蕾减少、味觉减退，消化液、消化酶分泌量减少，肠蠕动排空减慢，胃扩张减弱，肝功及酶活力降低，影响营养素的摄入、吸收及利用，高龄老年人的营养状况不容乐观，应引起重视。

2. 社会心理因素　社会心理因素在老年人营养健康状况方面起着不可忽视的作用。抑郁程度越高的老年患者，其营养不良的发生率越高。此外，社会孤立感和孤独感是老年人发生营养不良的两个独立危险因素。

3. 认知功能　认知功能与营养不良间存在一定关联，痴呆会影响老年人的食欲及选择食物的能力，营养不良又可能会进一步损害老年人的认知功能。

4. 活动能力　老年人活动能力逐渐下降，活动量逐渐减少，食欲减退，摄食量减少，容易发生营养不良。

5. 多重用药　多重用药是影响老年人营养状况的重要因素之一，服药数量越多，营养不良的可能性越大。一方面，药物有使老年人恶心、呕吐、食欲下降等副作用；另一方面，药物可能影响机体对营养物质的消化吸收等。

（四）常见营养缺乏病的临床表现

1. 蛋白质—能量营养不良　皮下脂肪减少或消失，体重减轻，颧骨突起，抵抗力减弱，伤口愈合迟缓及病后难以康复；严重者可有明显的低蛋白血症、营养性水肿、肝功能不全。

2. 维生素缺乏

（1）维生素 A 缺乏　结膜、角膜干燥，夜盲症，皮肤干燥，毛囊角化等。

（2）维生素 D 缺乏　骨质疏松、严重者可发生骨折等。

（3）维生素 C 缺乏　疲劳，齿龈肿痛，黏膜出血。

（4）维生素 B_1 缺乏　神经系统可表现为运动及反射功能受损，肢体可有灼痛或异样感觉，呈袜套型分布，伴肌力下降，肌肉酸痛；心血管系统有心脏扩大，周围血管扩张，静息时心动过速，气促，胸痛，水肿，如不及时治疗，可致急性心力衰竭。

（5）维生素 B_2 缺乏　口角炎、唇炎、舌炎，口腔黏膜溃疡，脂溢性皮炎，阴囊皮炎及会阴皮炎等。

（6）维生素 B_{12} 缺乏　诱发巨幼细胞贫血，记忆力下降，四肢震颤。

（7）烟酸缺乏　引起癞皮病，典型症状是皮炎、腹泻及痴呆。

（8）叶酸缺乏　可导致巨幼细胞贫血，患者有乏力、头晕、活动后气短心悸；舌面光滑、乳突及味觉消失、食欲不振，腹胀、腹泻及便秘等消化系统症状；手足对称性麻木、感觉障碍、下肢步态不稳、行走困难等神经系统症状。

3. 铁缺乏或利用障碍　引起缺铁性贫血，表现为匙状甲、毛发干枯易脱落；口角炎、舌炎、舌乳头萎缩；易激动、烦躁、注意力不集中。

二、评估

（一）健康史

1. 询问老年人近期的进食情况有无改变（如进食量、进食种类和每日进食次数及时间）；询问有无食欲减退，味、嗅觉有无改变；询问咀嚼及吞咽功能情况。

2. 评估老年人是否有创伤、疾病、抑郁、神经性厌食等限制了饮食。

3. 评估老年人的用药情况，是否使用地高辛、奎尼丁、维生素 A 等引起食欲减退的药物。

4. 询问老年人居住条件、生活环境、生活方式有无改变等。

（二）身体状况

评估有无体重减轻、疲倦、抵抗力下降、伤口愈合迟延及病后难以康复、低蛋白血症、营养性水肿、肝功能不全及易发生感染等。

（三）辅助检查

1. 体重指数（Body Mass Index，BMI）　计算公式为 BMI = 体重（kg）/身高（m^2）。

2. 血清蛋白质含量测定　可分析营养不良的程度。血清白蛋白在 $2.9 \sim 3.5$ g/L 为轻度营养不良，$2.1 \sim 2.8$ g/L 为中度营养不良，< 2.1 g/L 为重度营养不良。

3. 简易评估量表　常用评估量表有简易营养评估法（MNA）量表、简易营养评估精法（MNA – SF）量表、微型营养评估表（Mini – NutritionalAssessment，MNA）、老年人营养量表中文版（NUFFE – CHI）、营养风险筛查评估量表等。

（四）心理 – 社会状况

评估老年人的基本情况，如经济状况、配偶、孤居或与社会接触减少等；是否存在因社会和心理问题而引发的孤独、抑郁，导致食欲不振；评估老年人对营养知识的掌握程度、自理能力及家庭支持情况。

三、预防及护理措施

（一）去除病因、避免可控影响因素

继发性营养缺乏病应注意治疗主要病因，原发性营养缺乏病要考虑排除影响摄入不足的因素，为补充食物和营养素创造条件。

（二）根据老年人饮食原则提供饮食照护

1. 了解老年人饮食偏好，包括风俗习惯、宗教忌讳等。

2. 营养素比例适当。根据标准体重制定摄入热量，保证充足的蛋白质、低脂肪、低盐、丰富的维生素、足量的膳食纤维和水。推荐每日主食250 g，蔬菜 >400 g，适量的鱼虾和瘦肉，100 g 豆腐，水果 200 ~ 400 g，牛奶 500 ml，烹调油 <30 ml，水 1500 ~ 2000 ml。

3. 食物种类合理搭配。动物蛋白与植物蛋白搭配、粗粮与细粮搭配。

4. 食物易消化吸收，温度适宜，养成良好的饮食习惯，三餐分配合理，少量多餐（如一日 5 餐），注意饮食卫生。

5. 改善用餐环境。为老年人提供温馨、平和的用餐环境，增加舒适感。

6. 提供适宜的辅助餐具。为肢体活动不便的老年人提供适宜的辅助餐具，并提供必要的进餐协助。

7. 鼓励老年人参加运动锻炼，促进消化，增进食欲。

8. 鼓励老年人参与聚餐等社交活动，获得愉悦的经历，特别是与相同兴趣和能力的老年人交流和进餐，改善食欲。

9. 协助老年人进食、进水过程中防止发生呛咳及误吸。由于咀嚼能力减弱，吞咽反射功能变差，进食进水过程中老年人很容易出现呛咳，护理人员应做到给老年人充分的进食时间，不催促；嘱咐老年人进食速度要慢；每次进食量为汤匙的 1/3 ~ 1/2；协助卧床老年人进食时，应将床头抬高 30 ~ 50 度，让老年人头偏向右侧，进餐后不能立即平卧，保持进食卧位 30 分钟，防止食物反流引起误吸。

（三）特殊饮食护理

针对病情危重、消化道吸收功能障碍、不能由口进食或不愿进食的老年人，如恶性肿瘤晚期、食管狭窄、颅脑外伤等，可采用胃肠内营养（管饲饮食）或胃肠外营养（静脉营养）的特殊饮食方式，以改善老年人对营养素的摄取、消化、吸收，维持老年人的营养状况，作为护理人员，应做好相应护理工作。

> **考点提示**
> 　营养不良老年人的护理措施。

知 识 链 接

老年人合理进食方法

1. 选择食物多样化。主副食搭配，粗粮细粮兼顾，不偏食，不择食。

2. 烹调要合理少食煎、炸食品，多用煮、炖、蒸、熬的方法。

3. 食物要清淡。油腻食品不易吸收和消化，而且进食过多容易引起心血管疾病。

3. 吸烟和饮酒要有节制。

4. 少食多餐。减少每次进食的量，增加进食次数，有利于吸收和消化。

5. 科学饮水。老年人血黏度高，肾脏排泄功能下降，适当增加每日进水量（每天 1500 ml 以上）。

6. 食物不可过咸。食用过多的盐会造成高血压等疾病。

7. 盛怒之下不进食。进食要保持心平气和，才能有利于消化吸收。

8. 不食用过热或过凉的食物。过热或过凉的食品，可损伤消化道黏膜，甚至引发疾病。

9. 饭后注意运动。可在饭后 30 分钟散散步或做一些简单的运动。

实训情境设计

【实训目的】

1. 能正确掌握为带鼻饲管的老年人进行进食照料的操作方法。

2. 能与老年人进行有效沟通。

3. 能准确全面的给老年人做健康教育。

4. 在实训中能做到尊老、爱老、敬老，设身处地地为老年人着想。

【实训场景设计一】

高奶奶，长期卧床，嗜睡状态，吞咽困难，医生给予插胃管处理，遵医嘱每 2 小时为高奶奶进食一次。

1. 如果你是高奶奶的护理员，你将如何通过鼻饲管为高奶奶进食？

2. 请你根据高奶奶的身体状况，给奶奶做饮食方面的健康指导。

【实训场景设计二】

陈奶奶，80 岁，167 cm，50 kg，外观消瘦，视力障碍，上肢活动不便，装有全口义齿，经常便秘，需要协助进餐，陈奶奶性格孤僻，不喜欢与人沟通。

(1) 请模拟护理员与陈奶奶沟通的情景。

(2) 如果你是陈奶奶的护理员，你将如何协助或为陈奶奶进食？

(3) 请你根据陈奶奶的身体状况，为陈奶奶制定饮食方案。

【实训要点提示】 同第二章第一节。

(蔡巧英)

第七节　老年人压疮的护理技术

故 事 点 睛

旁白： 赵奶奶，79 岁，外出活动时不慎摔倒，经诊断为右侧股骨颈骨折，给予克氏针固定，长期卧床。今日上午照护人员小李发现赵奶奶骶尾部出现皮肤压红，有触痛感，观察其精神状态尚好。

人物： 由三名学生分别担任故事人物，进行即兴表演。

请问：

1. 赵奶奶不同部位的皮肤状况都是压疮吗？如果是，应属于压疮的哪一期？

2. 对赵奶奶的皮肤问题应该采取哪些护理措施？能否采用局部按摩的方法？

一、概述

（一）概念

压疮（pressure sore）是机体局部组织因长时间受压，血液循环障碍，局部持续缺血、缺氧、营养不良而致的组织溃烂和坏死。压疮不仅发生于卧床老年人身上，也可发生在长期坐位的老年人身上。

（二）原因

1. 压力因素

（1）垂直压力　引起压疮的主要原因是局部组织受到持续性垂直压力，特别是身体骨骼隆起处。长期卧床或坐轮椅、局部长时间受压迫等，均可造成压疮。

（2）摩擦力　摩擦力作用于皮肤，易损害皮肤的角质层。当老年人在床上活动或坐轮椅时，皮肤可受到床单和轮椅垫表面的逆行阻力摩擦，当皮肤被擦伤后受到汗液、尿液、大便等的浸渍时，易发生压疮。

（3）剪切力　剪切力由摩擦力与垂直压力相加而成，它与体位关系密切。比如平卧位抬高床头时，深筋膜和骨骼肌下滑，而床单的摩擦力使皮肤和浅筋膜保持原位，从而产生剪切力，引起局部皮肤血液循环障碍而发生压疮。

2. 营养状况　全身营养障碍、营养摄入不足等，会导致蛋白质合成减少、皮下脂肪减少、肌肉萎缩，一旦受压，骨骼隆起处皮肤要承受外界压力和骨骼对皮肤的挤压力，由于受压处皮肤缺乏肌肉和脂肪组织的保护，易引起血液循环障碍而出现压疮。

3. 皮肤抵抗力降低　皮肤经常处于潮湿状态以及受到摩擦等物理性刺激，如大小便失禁、石膏绷带和夹板使用不当、床上有碎屑等，易使皮肤抵抗力降低而导致压疮发生。

二、评估

（一）压疮危险因素评估

采用 Braden 压疮危险因素评估表可对老年人发生压疮的危险程度进行评估，对可能发生压疮的高危老年人加强观察和照护，以期达到预防压疮发生的目的。

（二）临床表现

根据压疮的发展过程和严重程度，可分为三期。

1. 淤血红润期　为压疮初期。局部皮肤组织受压或潮湿刺激后，出现红、肿、热、麻木或触痛，30 分钟后不见消退。此期皮肤的完整性未破坏，若及时去除原因，可阻止压疮的发展。

2. 炎性浸润期　该时期红肿部位继续受压，血液循环障碍未得到解除，静脉回流受阻，局部静脉淤血，受压部位皮肤颜色转为紫红色，压之不褪色，皮下产生硬结，表皮有水疱形成，有痛感。此期不采取积极处理措施，压疮会继续发展；若及时解除受压、改善血液循环、清洁创面，可以防止压疮的进一步发展。

3. 溃疡期　静脉血液回流受到严重障碍时，局部组织缺血、缺氧进一步加重。此期可分为浅度溃疡期和坏死溃疡期。浅度溃疡期表现为表皮水疱破溃，疮面渗出黄色的液体，后期流出脓液，溃疡形成，疼痛加剧。坏死溃疡期为压疮严重期，表现为局部组织坏死发黑，坏死组织侵入真皮下层和肌肉层，脓性分泌物增多，有臭味，感染向周围及深部扩展，侵入真皮层、肌肉层，深至骨膜或关节腔，甚至可引起败血症，造成全身感染，危及生命。

三、预防及护理措施

预防压疮比治疗更重要，应及时去除病因，避免压疮的发生，尤其是在压疮初期，做到七勤：勤观察、勤翻身、勤按摩、勤擦洗、勤更换、勤交班、勤整理。

(一) 预防

1. 保护皮肤，避免局部组织长期受压 护理人员协助患者每 2 小时变换体位一次，必要时增加翻身次数，使用气垫床或在骨隆突处使用防护垫及预防压疮贴膜。摇高床头时，先将膝盖弯曲固定之后再将上身抬至 30°；侧翻不要超过 30°；应采用安全方法移动或搬运老年人，避免拖、拉、推等动作。

2. 保持皮肤清洁，避免局部刺激 保持床单、被服清洁；大小便失禁、汗液或分泌物较多时，及时洗净擦干，防止大小便浸渍局部皮肤，采用皮肤保护膜；保持患者会阴及肛周皮肤清洁干燥，及时更换潮湿被服；使用便器时避免拖、拉动作；避免使用刺激性清洁物品，如肥皂、酒精等。

3. 增进局部血液循环，加强局部皮肤观察与防护观察 患者受压处皮肤情况，不应按摩局部已经压红皮肤，以免摩擦加速皮肤破溃，可协助进行肌肉按摩和关节被动运动；经常按摩骨隆突处等受压部位，消除诱因，在身体空隙处垫软枕、海绵垫，降低骨突出处所受的压力。

4. 改善机体营养状况 改善全身营养状况，每周测量体重一次，计算体重指数。病情许可给予患者高蛋白、高维生素饮食，同时补充矿物质，增强机体抵抗力和组织修复能力，以促进慢性溃疡伤口的愈合。

(二) 压疮的治疗及护理

1. 全身治疗 全身治疗主要是积极治疗原发病，增加营养和全身抗感染治疗等。

(1) 加强营养，补充维生素和微量元素 良好的营养是创面愈合的重要条件，应给予老年人营养均衡的饮食。进食受限的重度营养不良的老年人，可通过静脉输注营养液，保证伤口愈合和组织修复所需的蛋白质和热量。水肿者应限制水、钠的摄入。抗氧化维生素能保护机体不受氧自由基的损伤；同时，维生素 C、维生素 A 能促进胶原合成，而胶原是结缔组织和皮肤中重要的蛋白质。微量元素尤其是锌参与许多重要酶的合成，在组织愈合组织中起到重要作用。因此，应注意补充富含维生素和微量元素的食品或含片。

(2) 控制感染 应遵医嘱进行抗感染治疗以预防败血症。对已发生败血症者，必须应用强有力的抗生素的同时还要对疮面做充分引流或清洗。

2. 各期压疮的治疗

(1) 淤血红润期 早期压疮的受压部位出现暂时性血液循环障碍、皮肤红肿，这是充血性反应，只要改善受压，如勤翻身、垫软垫等，症状就会改善。此时不需要按摩，否则会使局部组织产生浸渍和糜烂，加重损伤。

(2) 炎性浸润期 对未破的小水疱要减少摩擦，防止破裂，促进水疱自行吸收；大水疱可用无菌注射器抽出疱内液体后，消毒局部皮肤，再用无菌纱布加压包扎或用绷带加压固定，同时保持疮面干燥。

(3) 溃疡期 浅表疮面可用新鲜鸡蛋内膜、纤维蛋白膜、骨胶原膜等贴于疮面治疗。

以新鲜鸡蛋内膜为例，将其剪成邮票大小，平整贴于疮面；如有气泡，用无菌棉球轻轻挤压使之排出，表面覆盖无菌敷料，1~2 日更换 1 次，直到疮面愈合。对较深的溃疡可用聚氨酯透明薄膜覆盖于疮面，陈旧性疮面的肉芽组织呈灰白色，剪除后再外敷。对一般治疗方法效果不理想的深达骨骼的大面积压疮，采用外科手术修刮引流、清除坏死组织、植皮及修补缺损组织等方法。在处理疮面的同时，多数压疮还应在局部用药，如碘酊、甲硝唑、呋喃西林粉等。

3. 压疮各期的护理措施

（1）淤血红润期　该期的护理措施是去除危险因素，避免压疮继续发展。主要的护理措施：增加翻身次数，避免局部过度受压；避免摩擦、潮湿和排泄物的刺激；改善局部血液循环，可采用湿热敷、红外线或紫外线照射等方法。由于此时皮肤已受损，故不提倡局部按摩，以防造成进一步的损害。

（2）炎症浸润期　该时期的护理措施是保护皮肤，预防感染。主要的护理措施：继续加强淤血红润期的护理措施，避免损伤继续发展；对水疱进行相应处理后，可采用红外线或紫外线照射。

（3）浅度溃疡期　该时期的护理措施是清洁疮面，促进愈合。主要的护理措施：解除压迫，保持局部清洁、干燥；可用物理疗法，如用鹅颈灯照射疮面，距离 25 cm，每日 1~2 次，每次 15~20 分钟，照射后以外科无菌换药法处理疮面。

（4）坏死溃疡期　该时期的护理措施是去除坏死组织，促进肉芽组织生长。主要的护理措施：经常翻身，使患处悬空；清洁疮面，去除坏死组织；保持引流通畅，促进愈合；对大面积深达骨骼的压疮，照护人员应配合医生清除坏死组织，通过植皮修补缺损组织，以缩短压疮病程，减轻痛苦。

> **考点提示**
> 压疮的分期与护理措施。

（谭　庆）

第八节　认知症老年人的护理技术

故事点睛

　　旁白：一老年男性，68 岁，自诉：患高血压十多年，多发性脑梗死两年。近一年来记忆明显减退，且逐渐加重。见了熟悉的人往往说不出姓名，家人议论一些事情，患者虽然在场，却往往不能理解。简单数字计算不会做，说话迟钝，表情呆滞，行动迟缓。其子女说，过去患者是个很聪明的人，现在变得很笨拙。经医院诊断为血管性认知症。

　　人物：由三名学生分别担任故事人物，进行即兴表演。

　　请问：

　　1. 如何护理老年认知症患者？提供科学合理的护理措施？

　　2. 老年认知症的预防措施有哪些？

一、概述

"痴呆"（dementia）最早出现在 18 世纪 20 年代，是神经错乱、想象力与判断力缺失的精神症状的代名词。2004 年 12 月 24 日日本厚生劳动省把"痴呆症"改为"认知症"。认知症是指人在认知能力方面出现了病变，"认知症"是对"痴呆"本质特点更加准确、更加委婉的表述方式，是对认知症患者的尊重，体现了人道主义及平等精神。

认知症是临床常见老年综合征之一，发病率逐年增加，65 岁以上的人群中，认知症患者占 5%～6%，85 岁以上的人群中，认知症患者占 30%～40%。我国老年人群中认知症患者 800 万～1000 万，占亚太地区认知症患者的 40%，约占世界认知症患者的 1/4。

（一）概念

认知症（cognitive disorder）是一种由脑功能障碍引起的获得性、持续性的智能障碍综合征。临床表现为不同程度的记忆、语言、视空间功能及认知能力的下降，常常伴有人格、行为和情感的异常，影响患者的日常生活和社会功能。

（二）临床分类

认知症是一种综合征，常见类型包括阿尔茨海默病（Alzheimer disease，AD）、血管性认知症（vascular dementia，VD）、混合型认知症（mixed dementia，MD）、路易体认知症（dementia with Lewy bodies，DLB）、额 – 颞叶认知症（fronto – temporal dementia，FTD）、帕金森病认知症（Parkinson disease with dementia，PDD）。不同类型的鉴别见表 4 –1。

表 4 –1　不同类型认知症的鉴别

	AD	VD	MD	DLB	FTD	PDD
起病形式	隐袭	急性	隐袭	隐袭	隐袭	隐袭
进展方式	缓慢	阶梯	阶梯样	波动性	缓慢	渐进
主要临床表现	记忆障碍	执行功能障碍	行为障碍	视幻觉、波动性认知功能障碍、锥体外系表现	人格改变、行为异常、言语障碍	运动障碍、记忆障碍、情感障碍
发病年龄	60～65 岁居多	33～84 岁	多在 70 岁后	平均年龄 72 岁	45～65 岁	60 岁后
性别	女性多于男性	男性略高于女性	无明显差异	男性多于女性	两性相同	无明显差异

（三）认知症对健康的主要危害

认知症病程比较长，从几年到几十年，发病初期是以记忆力减退为主，表现为经常忘事、主动性差等；随着病情的发展近期记忆力减退越来越严重，语言和运动能力逐渐受损，经常会无缘无故的猜疑、哭泣，变的易激惹、抑郁；晚期失去辨认能力，丧失行走、坐、咀嚼和吞咽能力，大小便失禁等，导致生活不能自理，常因感染及其他疾病而死亡。由于病程较长，认知症不仅对老年人造成直接危害，而且对家庭、照护者的健康以及社会均带来了严重的影响和危害。

二、评估

（一）临床表现

认知症的临床表现可以按照疾病的早、中、晚或第 1、2、3 期进行描述，各分期之间存在着重叠与交叉，但并没有明确的分界线。

1. 记忆障碍 早期出现记忆障碍，以近期记忆障碍为主，无法回忆数小时甚至数分钟内发生的事情。日常生活中表现为丢三落四、说完就忘、反复询问同一个问题等。

2. 语言障碍 最早出现的语言障碍是找词困难，主要表现在说话时找不到合适的词语或由于找不到合适的词语而过多的解释表达，但最终还是无法正确表达自己的意愿。

3. 视空间障碍 表现为不能准确地判断物品的具体位置，在自己熟悉的环境中也会迷失方向，甚至在自己家中找不到自己的房间。日常生活中表现为穿衣困难，如衣裤穿反或把裤腿当成袖子等。

4. 书写困难 疾病早期便会出现书写困难，这也是引起照护者注意的首发症状。表现书写的内容词不达意。随着病情的发展，出现大量错误表达，甚至连自己的名字都无法辨认。

5. 失认和失用 失认是指无法辨认物体；失用是指虽然有正常的活动能力与主观意愿，但无法完成已经学会的技能。日常生活中失认常表现为不认识亲人和熟悉的朋友，甚至无法认出镜子中的自己。失用常表现为丧失已经掌握了的技能，如原来会骑车、游泳，患病以后慢慢不会了，甚至出现不会使用筷子吃饭的现象。

6. 计算障碍 一般出现在中期，表现为不会算账或算错账，症状严重时很简单的加、减法都不会计算。

7. 判断力差，注意力不集中 认知症患者早期即可出现判断力差、概括能力丧失和注意力不集中的现象。日常生活中表现为难以判断电视剧里的是非，分不清物体的属性；对稍微复杂的问题无法理解，不能用简短的语言对事情进行描述和总结。

8. 情感障碍 最早出现的情感障碍表现为幼稚、情绪易激惹、情感淡漠。在没有任何原因的情况下出现情绪和行为的异常改变，表现为几分钟之内从愉悦到大哭，再到生气发怒，最后恢复平静。

9. 性格改变 部分患者中性格改变表现比较明显，多表现为敏感多疑或恐惧、暴躁固执。

10. 行为改变 运动障碍行为改变常出现在疾病的中期，表现为幼稚笨拙，经常做没有任何目的和效果的劳动，表现为来回走动、翻箱倒柜、藏东西、收集垃圾，或表现为主动能动性越来越差。在疾病晚期可出现本能活动丧失，大小便失禁，生活完全不能自理，如同植物人一般。运动障碍常出现在晚期，表现为四肢及颈部的肌强直、运动减少伴震颤等，最后出现强直性或屈曲性四肢瘫痪，卧床不起。

> **考点提示**
> 认知症的临床表现。

（二）简易量表

老年人的认知功能受年龄的影响比较大，自然衰老的过程伴随认知功能的下降。老年人认知功能下降比较缓慢，通常不会影响其日常生活能力，可是对于认知症患者来说，这些功能的下降却能影响其正常的日常生活。下面要介绍几种常用、易操作的筛查工具。

1. 简易智能精神状态检查量表（mini - mental state examination，MMSE）

2. 神经精神症状问卷（neuropsychiaric inventory，NPI） 该问卷是由 Cummings 等编制，由 12 个认知症常见的精神行为症状组成（实想、幻觉、激越/攻击性、抑郁/心境恶劣、焦虑、欣快/情感高涨、情感淡漠/漠不关心、抑制、易激惹/情绪不稳、异常的运动行为、睡眠/夜间行为、食欲和进食障碍）。该问卷是评估患者在过去四周内是否出现该症状，并评价其出现的频率、严重程度以及该症状引起照护者的苦恼程度。

三、预防及护理措施

（一）预防

1. 早期预防，从中年开始做起。

2. 积极用脑、劳逸结合，保护大脑，保证充足的睡眠，注意脑力活动多样化。

3. 培养广泛的兴趣爱好，保持开朗的性格。

4. 养成良好的卫生饮食习惯；多吃富含锌、锰、硒、锗类的健脑食物，如海产品、贝壳类、鱼类、乳类、豆类、坚果类等，适当补充维生素E。

5. 戒烟限酒。

6. 尽量不用铝制炊具，因过酸或过碱的食物在铝制炊具中存放过久，会使铝深入食物而被吸收。

7. 积极防治高血压、脑血管病、糖尿病等慢性病。

8. 许多药物能引起中枢神经系统不良反应，包括精神错乱和倦怠，尽可能避免使用这些药物，如某些三环类抗抑郁剂、抗组胺制剂、抗精神病药物等。

（二）护理措施

1. 日常生活护理

（1）老年认知症患者的日常生活护理及照料指导　①穿衣患者衣物尽量简单、宽松、柔软；避免太多纽扣，以拉链取代纽扣，以弹性裤腰取代皮带；选用宽松的内裤，女性胸罩选用前扣式。②饮食护理饮食要清淡，品种多样化，保证蛋白质的供应，多食富含维生素、纤维素的食物，少食动物脂肪类食物；饮食要低盐、低糖，节制饮食，不可过饱，防止暴饮暴食；定时进食，最好是与其他人一起进餐；食物要简单、软滑，最好切成小块；避免铝的摄入。③睡眠生活有规律，保证足够的睡眠，坚持午睡，看电视时间不宜过长。

（2）自我照顾能力的训练　对于轻、中度认知症患者，应尽可能给予自我照顾的机会，为患者提供简明易读的自我护理活动项目单，如刷牙、梳头等。并进行生活技能训练，如反复练习洗漱、穿脱衣服、用餐、入厕等，以提高老年人的自尊。

（3）专人护理　患者完全不能自理时应专人护理，注意翻身和营养的补充，防止感染等并发症的发生。

2. 用药护理　老年认知症的治疗以口服药物为主，胆碱酯酶抑制剂安理申等在疾病的早期阶段可暂时改善记忆功能，银杏叶提取物可改善AD或VD患者的记忆丧失与其他症状，积极治疗脑血管疾病以预防和缓解VD症状。护理老年认知症患者用药应注意以下几点。

（1）全程陪伴　早、中期认知症患者常忘记吃药、吃错药，所以老年人服药时必须有人在旁陪伴，帮助患者将药全部服下，以免遗忘或错服。对拒绝服药的患者，一定要看着患者把药吃下，服药后让患者张开嘴，看看是否咽下，防止患者在无人看管时将药吐掉。

（2）重症患者服药　重症患者吞咽困难不宜吞服片剂，最好将药研碎后溶于水中服用；昏迷的患者可由胃管给药。

（3）观察不良反应　认知症老年人服药后常不能诉说不适，要细心观察患者有何不良反应，及时报告医生，调整给药方案。

（4）药品管理　对伴有抑郁症、幻觉和自杀倾向的认知症老年人，一定要把药品管理好，放到患者拿不到或找不到的地方。

3. 智能康复训练

（1）记忆训练　鼓励老年人回忆过去的生活经历，帮助其认识目前生活中的人和事，以恢复记忆并减少错误判断；鼓励老年人参加一些力所能及的社交活动，通过动作、语言、声音、图像等信息刺激，提高记忆力。

（2）理解和表达能力训练　在讲述一件事情后，提问让老年人回答，或让老年人解释一些词语的含义。

（3）智力锻炼　如拼图游戏，归纳和分类图片、实物、单词，由易到难的数字概念和计算能力训练等。

（4）社会适应能力的训练　结合日常生活常识，训练老年人自行解决日常生活中的问题。

4. 安全护理

（1）生活环境固定　尽量避免搬家，如果要搬到一个新地方时，最好能有他人陪同，直到老年人熟悉了新的环境和路途。

（2）佩带标志　患者外出时最好有人陪同或佩戴写有患者姓名和电话的卡片或手镯，以助于迷路时被人送回。

（3）防止意外　老年认知症患者常发生跌倒、烫伤、烧伤、误服、自伤或伤人等意外。应将老年人的日常生活用品放在其看得见、找得着的地方，地面要做防滑处理，以防跌伤骨折。患者洗澡、喝水时注意水温不能太高，热水瓶应放在不易碰撞之处，以防烫伤。去除烧伤、误服或伤人等危险因素。

> **考点提示**
> 认知症的护理措施。

实训情境设计

【实训目的】

1. 使学生体会压疮老人、认知症老人的痛苦。

2. 使学生设身处地的为长期卧床老年人设计防压疮、认知症的措施。

【实训场景设计一】

王奶奶，85 岁，有脑梗死后遗症。大小便失禁 5 年，平日在家一直使用一次性尿布。入院时肛周、会阴及骶尾部皮肤出现红肿、瘙痒、潮湿、糜烂、破溃出血，糜烂面积约 10 cm×10 cm，有散在湿疹；并发现患者左侧髋部皮肤受压，皮肤颜色红，按之不变白，周围皮肤轻微红肿，发红部位约为 5 cm×6 cm 大小。体格检查：T 36.8 ℃，P 90 次/分，R 18 次/分，BP 120/75 mmHg，消瘦。一日，护理员自行为顾奶奶翻身时不慎使她从病床跌落在地，造成其头部碰到床栏出现青紫，护理员担心家属责怪，希望她尽快恢复，又将热水袋敷在她的头部青紫处，结果造成顾奶奶烫伤，出现 2 cm×2 cm 大水疱。

1. 请模拟为王奶奶进行皮肤的护理。

2. 如果你是老人照护者，请分析王奶奶存在的安全问题，如何解决这些问题。

3. 请分析顾奶奶出现的安全问题造成的原因。

【实训场景设计二】

老年男性，68岁，自诉：患高血压十多年，多发性脑梗死两年。近一年来记忆明显减退，且逐渐加重。见了熟悉的人往往说不出姓名，家人议论一些事情，患者虽然在场，却往往不能理解。简单数字计算不会做，说话迟钝，表情呆滞，行动迟缓。其子女说，过去患者是个很聪明的人，现在变得很笨拙。经医院诊断为老年认知症。

1. 请模拟为老年认知症病人进行全方面的照护。

2. 如果你是老人照护者，请你教一教老人怎样预防老年认知症的发生。

【实训要点提示】 同第二章第一节。

本章小结

老年综合征是常常困扰老年人的一系列问题，有些老年人身上还存在多种病症同时存在的现象。作为医务工作者，能够准确判断老人的病情，及早发现危险因素，如痴呆的危险、压疮的危险及跌倒的危险，并采取合理的措施防患于未然，能有效提高老年人的生存质量。

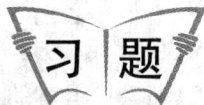

习题

一、选择题

【A1/A2型题】

1. 60～80岁的健康老年人平均睡眠时间是（   ）。

    A. 5～6小时   B. 6～7小时   C. 7～8小时

    D. 8～9小时   E. 9～10小时

2. 关于老年期抑郁症的描述，不正确的是（   ）。

    A. 情绪低落   B. 易复发   C. 可缓解

    D. 一般有人格缺损   E. 可出现自杀行为

3. 隐匿型抑郁症的主要临床特征是（   ）。

    A. 心境低落   B. 思维迟缓   C. 躯体症状为主

    D. 记忆减退   E. 运动缺乏

4. 关于预防老年人跌倒的措施不正确的是（   ）。

    A. 光线明亮   B. 沙发要低   C. 浴室防滑

    D. 坚持锻炼   E. 坐便器设扶手

5. 关于跌倒的危险因素不包括（   ）。

    A. 夜尿，每晚大于两次   B. 多数发生在室外   C. 定向不良或痴呆

    D. 居住环境的改变   E. 从事重体力劳动

6. 有关老年跌倒后的处置，不正确的是（   ）。

A. 观察神志　　　　　　　　B. 询问跌倒史和先着地部位

C. 观察生命体征　　　　　　D. 立即扶起老人

E. 确认病情程度

7. 关于尿失禁的老年人使用便器，正确的是（　　）。

A. 定时使用便器，白天每隔 1~2 小时使用便器一次

B. 定时使用便器，白天每隔 3~4 小时使用便器一次

C. 上午、下午以及睡前各一次

D. 随时使用

E. 定时使用便器，夜间每隔 1~2 小时使用便器一次

8. 李奶奶，65 岁，下蹲或腹部用力时，出现不由自主的排尿。护理诊断是（　　）。

A. 反射性尿失禁：与膀胱收缩有关

B. 功能性尿失禁：与腹压升高有关

C. 功能性尿失禁：与膀胱过度充盈有关

D. 完全性尿失禁：与神经传导功能减退有关

E. 压迫性尿失禁：与膀胱括约肌功能减退有关

9. 患者，男，68 岁，因外伤瘫痪导致尿失禁，给予留置导尿，护士巡视时发现尿液浑浊、色黄，护士应给予的措施是（　　）

A. 经常清洗尿道口　　　　B. 进行膀胱冲洗　　　　C. 及时更换导尿管

D. 观察尿量并记录　　　　E. 促进膀胱功能恢复

10. 癌痛三级止痛阶梯治疗轻度疼痛的患者主要选用（　　）。

A. 强阿片类药物　　　　　B. 弱阿片类药物　　　　C. 解热镇痛类的止痛药

D. 吗啡类药物　　　　　　E. 哌替啶

11. 患者，男，60 岁。因"反复上腹痛 1 年，加重 3 天"入院。护士夜间巡视病房时发现，患者上腹痛加剧，大汗淋漓。此时护士应采取的最具有意义的措施是（　　）。

A. 取半卧位

B. 遵医嘱使用止痛剂

C. 检查腹肌紧张度，是否有压痛及反跳痛

D. 针灸或热敷

E. 多饮水以减少体液丢失

12. 患者，男性，65 岁。突发心前区疼痛伴大汗 3 小时入院，入院后诊断为急性心肌梗死。该患者目前最主要的护理问题是（　　）。

A. 生活自理缺陷　　　　B. 恐惧　　　　　　C. 有皮肤完整性受损的危险

D. 疼痛　　　　　　　　E. 心源性休克

13. 患者，女，66 岁。诊断为缺铁性贫血入院。护士为其进行饮食指导时，最恰当的食物组合是（　　）。

A. 鱼、咖啡　　　　　　B. 瘦肉、牛奶　　　　　C. 羊肝、橙汁

D. 鸡蛋、可乐　　　　　E. 猪肉、红茶

14. 患者，女，68 岁。乏力、心悸、头晕两个月就诊。患者面色苍白，皮肤干燥。医嘱血常规检查。护士在解释该检查目的时的正确说法是（　　）。

A. 检查是否有感染

B. 检查是否有贫血及其程度

C. 检查是否有出凝血功能障碍

D. 检查肝功能是否有损害

E. 检查肾功能是否有损害

15. 导致压疮发生的最主要的原因是（　　）。

A. 局部组织受压过久　　　B. 皮肤水肿　　　C. 皮肤受潮湿摩擦刺激

D. 皮肤营养不良　　　E. 皮肤破损

16. 半坐卧位时患者最易发生压疮的部位是（　　）。

A. 骶尾部　　　B. 枕骨粗隆　　　C. 肩胛部

D. 肘部　　　E. 足跟

17. 压疮淤血红润期的主要特点是（　　）。

A. 局部皮肤出现红、肿、热、痛

B. 皮下产生硬结

C. 局部组织坏死

D. 表皮有水泡形成

E. 浅表组织有脓液流出

18. 老年认知症的病程特点为（　　）。

A. 只发作一次　　　B. 发作缓解型　　　C. 进行性发展加重

D. 逐渐好转　　　E. 快速发展

19. 典型老年认知症患者最早的特征表现是（　　）。

A. 行为改变　　　B. 意识改变　　　C. 记忆力改变

D. 思维改变　　　E. 抑郁

20. 老年认知症的病理特征是（　　）。

A. 大脑皮质萎缩　　　B. 小脑脑沟增宽

C. 老年斑和神经元纤维缠结　　　D. 脑室扩大

E. 神经元气球样肿胀

21. 老年女性，90岁，文盲，日常生活不能自理，记忆力下降，不知道自己住在哪里；注意力不集中，答非所问；不认识自己的儿女，有时对人漠不关心，有时大吵大闹。根据患者的情况，下列护理措施不正确的是（　　）。

A. 照顾老年人的日常生活起居

B. 辅助药物治疗，观察患者的反应

C. 加强认知方面的锻炼

D. 提供相应的心理护理

E. 老年人在早期发生认知方面的改变可以不予理睬

【A3/A4 型题】

(22～24 共用题干)

患者，女，62岁，最近因老伴搞外遇问题，搞得焦头烂额，头昏脑涨，头痛、失眠、多噩梦、整夜不能入睡，白天不能正常工作，力不从心。

22. 该患者主要的问题是（　　）。

    A. 失眠　　　　　　　　　B. 嗜睡　　　　　　　　　C. 夜惊

    D. 梦魇　　　　　　　　　E. 梦呓

23. 对患者的治疗，首先应考虑（　　）。

    A. 镇静催眠药　　　　　　B. 电针治疗　　　　　　　C. 中医治疗

    D. 消除诱因　　　　　　　E. 音乐疗法

24. 如果对该患者进行睡眠知识宣教，不正确的是（　　）。

    A. 生活规律　　　　　　　B. 睡前诱导放松　　　　　C. 睡前避免剧烈活动

    D. 睡前喝杯咖啡　　　　　E. 睡前用热水洗脚

（25~26 共用题干）

患者，男，60 岁，坚信由于自己贪污受贿、玩忽职守等行为，给单位造成了不可挽回的经济损失，犯下了不可饶恕的罪行，对不起国家、同事及家人，因而一个月来多次到公安局投案自首，但又说不出犯罪的具体内容与经过。

25. 该症状最常见的疾病是（　　）。

    A. 精神分裂症　　　　　　B. 抑郁症　　　　　　　　C. 躁狂症

    D. 焦虑症　　　　　　　　E. 假性痴呆

26. 患者表现的症状属于（　　）。

    A. 夸大妄想　　　　　　　B. 自罪妄想　　　　　　　C. 被害妄想

    D. 疑病妄想　　　　　　　E. 关系妄想

二、思考题

1. 陈奶奶，78 岁，半年前因脑血管意外导致大小便失禁，生活状态半自理，体质虚弱，子女因工作原因无暇照顾，将陈奶奶送入养老机构。

请问：（1）作为护理人员，应为陈奶奶提供哪些护理措施？

      （2）如何协助陈奶奶重建控制排尿、排便的能力？

2. 尹奶奶，81 岁，半年前在家跌倒致股骨骨折，在医院康复后被子女送入养老院，今日护理员小张值班，晚上 9 点钟尹奶奶感觉股骨有些疼痛，医生检查后未发现异常，各项生命体征平稳。

请问：（1）此次让尹奶奶产生疼痛的因素有哪些？

      （2）应如何评估尹奶奶的疼痛程度？

      （3）应为尹奶奶提供哪些护理措施？

3. 张爷爷，男，82 岁，三个月前妻子去世，仅有 1 子，在国外工作，目前独居经济状况尚好，自理能力差，平素体健，半年来体重下降 5 kg，医院体检示无明显器质性病变。追问平日生活，自诉妻子过世后很少外出，食欲有所减退，无明显饥饿感，食量减少。

请思考：（1）该老人的消瘦可能与哪些因素有关？（应结合心理健康回答）

       （2）采用哪些措施可有效改善老人的营养状况？

4. 吴奶奶，79 岁，6 个月前独自在卫生间洗澡时摔倒导致股骨颈骨折，需长期卧床。为了获得专业的照护，吴奶奶的女儿将其送至家附近的社区养老院。照护人员小王负责接待吴奶奶入住。查体时，小王发现吴奶奶骶尾部皮肤颜色紫红，可见 2 cm×2 cm 水疱，询问时吴奶奶诉说疼痛。

请问：（1）吴奶奶的压疮为哪一期？

（2）照护人员应采取哪些适宜的照护措施促进压疮愈合？

（谭　庆）

扫码"练一练"

第五章　老年人安全用药的护理技术

扫码"学一学"

学习目标

1. **掌握**　老年人用药的原则和指导。
2. **熟悉**　老年人用药的不良反应、常见的用药问题及老年人服药能力的评估。
3. **了解**　老年人药物代谢动力学特点。
4. 能够运用所学知识与技能，对老年人进行正确的安全用药指导。
5. 具有对老年人尊重、关心和爱护的意识并确保用药的安全。

随着年龄的增长，老年人各脏器组织结构和生理功能逐渐出现退行性变化，常罹患多种疾病，药物治疗，用药品种较多，药物之间相互作用复杂，再加上老年人用药依从性较低，导致老年人用药不良反应的发生率增高。因此，了解老年人用药的不良反应，合理指导老年人安全用药的工作十分重要。

第一节　老年人服药能力的评估

故事点睛

旁白： 小张是普外科的一名责任护士，今天上午接诊一名消瘦的李大爷，68岁，患胃病4年，近1月严重消瘦、食欲减退，出现腹胀、恶心、呕吐等症状。李大爷看到某电视台广告上说某药品2个疗程可以控制病情，4个疗程可以基本治愈。他让儿子立即给他买该药品，服用后出现心慌、憋气等症状，故来普外科就诊。

人物： 由三名学生分别担任故事中人物，进行即兴表演。

请问：

1. 如何全面的评估李大爷的用药情况？
2. 作为责任护士，如何对李大爷进行正确的安全用药指导？

一、老年人药物代谢动力学特点

老年人药物代谢动力学简称老年药动学，是研究老年人机体对药物处置的科学，即研究药物在老年人体内的吸收、分布、代谢和排泄过程及药物浓度随时间在体内变化规律的科学。老年人由于生理功能退行性变化，其药代动力学的特点也随之发生变化。

（一）药物的吸收

药物的吸收是指药物从给药部位转运至血液循环的过程。不同的给药途径形成不同的吸收环境，对药物的吸收有很大的影响。常见的给药途径有口服、皮下注射、肌内注射、

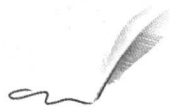

舌下含服、雾化吸入、直肠给药、静脉注射等，其中口服给药是老年人最常用的给药途径。大多数药物通过口服给药，经胃肠道吸收后转运至血液循环系统，到达靶器官而发挥药效。因此，老年人胃肠道组织结构及功能均会影响药物的吸收。影响老年人胃肠道药物吸收的因素主要有以下几方面。

1. 胃酸分泌减少　导致老年人胃黏膜萎缩、表面积缩小、胃壁细胞功能下降、胃酸分泌减少、胃液 pH 升高等变化，影响药物的解离和溶解，因而影响药物的吸收。在正常酸性环境下，弱酸性药物（如阿司匹林）在胃内不易解离，吸收良好；当胃酸分泌减少时，其离子化程度增大，使药物在胃内吸收减少，从而影响药效。

2. 胃排空速度减慢　老年人的胃肌纤维萎缩，胃张力降低，胃蠕动减慢，使胃排空速度减慢，导致药物到达小肠的时间延迟。故胃排空使药物到达小肠的速度能显著影响吸收，胃排空时间延长，使药物的吸收速度降低，吸收延缓，有效血药浓度达到的时间延迟，特别对在小肠远端吸收的药物有较大的影响。

3. 老年人活动减少，肠蠕动减慢　老年人肠蠕动减慢，肠内容物在肠道内停留时间延长，药物与肠道表面接触时间延长，使药物吸收增加。

4. 胃肠道和肝血流量减少　胃肠道和肝血流量随年龄增长而减少。胃肠道血流量减少，使溶解与弥散不良的药物吸收减少，药物浓度峰值降低，作用延迟或降低。肝血流量减少可减弱药物首过效应，使某些主要经肝脏氧化灭活的药物消除减慢，血药浓度升高。

> **知 识 链 接**
>
> **首过效应**
>
> 首过效应，即首过消除，也称第一关卡效应，是指某些药物首次通过肠壁或肝脏时被代谢，使进入血循环的原型药量减少的现象。首过效应明显的药物不宜口服给药（如硝酸甘油，首过效应约95%），可改变给药途径（如通过舌下给药），从而来克服首过效应。

（二）药物的分布

药物的分布是指药物吸收转运至血液循环后向各组织器官及体液转运的过程。影响老年人药物在体内分布的主要因素有以下几方面。

1. 机体组织成分的改变　药物的分布受药物与组织亲和力的影响。老年人细胞内液减少，使机体总水量减少，因此水溶性药物（如乙醇）分布容积减小，血药浓度增加。老年人脂肪组织增加，非脂肪组织逐渐减少，所以脂溶性药物（如地西泮）在老年人组织中分布容积增大，药物作用持续时间较久，半衰期延长，易导致蓄积中毒。

2. 组织血液灌注量减少　老年人的心排出量逐年降低，血流灌注量不足，直接影响药物到达组织器官的浓度与作用强度。

3. 药物与血浆蛋白结合含量减少　老年人因营养不良或肝、肾功能减退等，易造成血浆蛋白的含量减少，从而使血中结合型药物量减少，非结合型药物量增多。由于只有非结合型的药物才能通过毛细血管进入组织细胞产生药物效应，所以，同样的血药浓度下，老年人的药物效应有所增强，毒副作用增多。如抗凝药华法林与血浆清蛋白结合减少，游离型药物浓度增高而抗凝作用增强，毒性增大。因此，老年人使用华法林时，应减少剂量。此外，老年人由于脏器功能衰退，同时患有多种疾病，需同时使用多种药物。由于不同药物对血浆蛋白结合具有竞争性置换作用，从而改变其他游离型药物的作用强度和持续时间。

4. 老年人血 - 脑屏障的通透性增高　随年龄增加，老年人血 - 脑屏障的通透性相应增高，可使更多药物进入脑脊液，致使毒性作用增强。

（三）药物的代谢

药物的代谢是指药物在体内发生化学结构改变的过程，又称生物转化。绝大多数药物的代谢通过氧化、还原、水解、结合等反应进行。肝脏是药物代谢和解毒的主要器官。老年人肝血流量和细胞代谢随年龄增长，功能性肝细胞减少，酶的合成量及酶的活性也随之下降，从而使药物代谢速度减慢，半衰期延长，造成某些主要经肝脏代谢的药物蓄积而中毒，因此，老年人在应用主要经肝脏代谢的药物时，应减少剂量，用药间隔时间也应延长，一般用成人量的 1/3 ~ 1/2。尤其是已有肝脏疾病的老年人，用药时更应根据肝功能情况调整用药剂量和间隔时间。

（四）药物的排泄

药物的排泄是指药物在体内经吸收、分布、代谢后，以原形或其他代谢物的形式通过分泌器官或排泄器官排出体外的过程。药物排泄的途径有呼吸道、皮肤汗腺、乳汁和肾脏，其中肾脏是药物排泄的主要器官。老年人肾功能减退，包括肾血流量减少、肾小球滤过率降低、肾小管的主动脉分泌功能和重吸收功能降低及血浆肾素浓度及其活性下降等诸多因素，使主要由肾脏以原形排出体外的药物蓄积，表现为经肾以原形排出体外的药物蓄积，药物排泄时间延长，清除率降低，半衰期延长。因此，老年人用药剂量需适当减少，并适当延长给药间隔时间，尤其是以原形排泄、治疗指数窄的药物（如地高辛等）应用时更需引起注意。老年人如有肾功能损害的因素，如脱水、低血压、心力衰竭或其他病变时，用药更应谨慎，最好能密切监测血药浓度。

总之，老年药动力学改变的主要特点是药代动力学过程缓慢，绝大多数口服药物的被动转运及吸收不变、主动转运吸收减少，药物代谢能力减弱，药物排泄功能降低，药物消除半衰期延长，血药浓度增高。故老年人在用药时，剂量应减少，给药间隔时间适当延长。

二、老年人用药常见的不良反应

药物不良反应是指在常用量情况下，由于药物或药物相互作用而发生与防治目的无关、对机体不利或有害反应。常见的不良反应包括药物副作用、毒性反应、变态反应、过敏反应和后遗反应等。据统计，老年人用药后发生药物不良反应的概率是青年人的 3 ~ 7 倍。因此，医护人员和家庭照顾者要密切观察老年人用药的不良反应，减少或避免发生不良反应，确保老年人用药的安全。

（一）精神症状

老年人中枢神经系统对某些药物的敏感性增高，易受药物作用的影响，引起神经系统毒性反应，如洋地黄、降压药等可引起老年抑郁症；老年痴呆患者应用中枢抗胆碱药或金刚烷胺，可加重痴呆症状；长期服用巴比妥类镇静催眠药可导致惊厥，产生身体及精神依赖性。因此，临床上老年人用药时，还应注意观察其认知、情感等方面的变化。

（二）耳毒性

老年人由于内耳细胞数量减少，容易受药物的影响出现第Ⅷ对脑神经损害症状。主要表现为眩晕、恶心、头痛、共济失调、耳鸣、听力下降甚至耳聋。因此，老年人应尽量避免使用氨基糖苷类抗生素和其他影响内耳功能的药物，必需使用时应减量。

（三）直立性低血压

老年人血管运动中枢的调节功能下降，压力感受器发生功能障碍，在使用利尿剂、降压药、血管扩张药时，易引起直立性低血压，随体位突然改变而发生头晕，甚至跌倒。因此，在使用这些药物时取坐位或卧位，防止直立性低血压的发生。

（四）尿潴留

老年男性常患前列腺增生等疾病，应用抗帕金森病药（如苯海索）、三环类抗抑郁药（如阿米替林、多塞平）、抗胆碱药（如阿托品）时，易发生副交感神经阻滞而导致的尿潴留，故患有前列腺增生或膀胱颈纤维病变的老年人，使用此类药物时，开始应以小剂量分次服用，然后逐渐加量。

（五）药物中毒

老年人肝脏血流量下降，代谢和解毒功能也相应降低；肾脏排泄功能下降，心功能减退，心排血量减少。因此，老年人用药易产生肝、肾、心脏毒性反应及蓄积中毒。

> **考点提示**
> 老年人常见的药物不良反应。

三、老年人发生不良反应的常见药物

（一）抗精神失常药

吩噻嗪类药物如氯丙嗪，不仅可阻断网状结构上行激活系统的 α 受体，具有较强的镇静作用，还可阻断外周 α 受体，直接扩张血管，引起血压下降。故应用氯丙嗪后，易致直立性低血压。老年人对三环类抗抑郁药（如阿米替林）敏感性增强，用药后其抗胆碱能和镇静作用强，易发生便秘、尿潴留、口干、青光眼恶化、精神错乱和心律失常等。

（二）镇静催眠药

镇静催眠药主要包括苯二氮䓬类和巴比妥类。目前常用的是苯二氮䓬类，苯二氮䓬类药较苯巴比妥类安全范围大，但老年人长期服药后，易引起神经系统抑制，表现为嗜睡、四肢无力、神志模糊，甚至可引起老年人抑郁症，用药宜减量。老年人对巴比妥类药敏感性增高，多数老年人应用后出现兴奋、激动、精神反常等作用，并可产生药物依赖性，故老年人应避免使用。

（三）降压药

老年人对降压药的耐受性较低，使用降压作用较强的药物如卡托普利、哌唑嗪等，易致低血压、心脏供血不足和脑缺血晕厥，甚至引起心绞痛和脑血栓形成。老年人应用普萘洛尔，因自身肝功能减退、血浆蛋白含量降低等原因，而致副作用增加，如头痛、眩晕、嗜睡、心动过缓、低血压、心脏传导阻滞等，可诱发哮喘加重及心衰。对周围循环不良的老年人，用普萘洛尔可因心排出量与周围血流量减少而致四肢冰冷、跛行加剧，故剂量宜个体化并严密观察不良反应的发生。

（四）降血糖药

老年糖尿病患者常有多种老年病并存，治疗依从性差，易出现低血糖。无论是口服降糖药还是注射胰岛素都有其特殊性。二甲双胍适用于肥胖的老年 2 型糖尿病患者，此药主要经肾脏排泄，可引起乳酸性酸中毒，严重肾脏疾病的老年人应慎用。使用胰岛素时，应从小剂量开始逐步增加剂量。

（五）防治心绞痛药

老年人应用硝酸甘油可引起头晕、头痛、心跳加快，诱发或加重青光眼；老年人用硝苯地平后可出现面部潮红、心慌、头痛等反应。

（六）抗心律失常药

大多数抗心律失常药具有负性肌力作用，老年人使用利多卡因可引起眩晕、感觉异常、神志模糊等。使用胺碘酮后可出现室性心动过速，使用减慢心率的药可出现眩晕、手震颤、低血压、心动过缓和传导阻滞，严重者可诱发或加重心力衰竭。因此，心力衰竭患者应在医师指导下使用此类药物。

（七）抗胆碱药

老年人应用阿托品，可使老年前列腺增生的患者排尿括约肌抑制而导致尿潴留。阿托品可诱发或加重老年性青光眼，甚至可致盲。

（八）抗生素药物

老年人由于免疫功能低下，易患感染性疾病，使用抗生素的概率较高。老年人感染性疾病的治疗原则与成年人一般无大的差异，但老年人机体代偿能力减弱，影响抗生素的选择、剂量、给药间隔时间等。

1. 肝脏毒性反应 老年人肝功能减退，使肝脏内药物浓度升高或主要经肝代谢和灭活的抗生素如氯霉素、红霉素、四环素等血药浓度升高、半衰期延长，并导致毒副反应增加，故应慎用或禁用。

2. 肾脏毒性反应 老年人伴有肾功能减退，使以原形从肾排泄的抗菌药物清除减慢，血药浓度升高，半衰期延长，而易发生蓄积性中毒。头孢菌素类、氨基酸糖苷类、四环素类药物均可引起肾脏损害，老年人一般不宜选择此类药物，必须使用时要注意监测尿和肾功能。

3. 胃肠道反应 口服抗生素可引起食欲减退、恶心、呕吐、腹痛、腹泻等，应用时密切观察有无胃肠道反应，并及时给予对症处理。老年人大量长期应用广谱抗生素，可导致肠道菌群失调或真菌感染等并发症。

4. 二重感染 长期使用广谱抗生素可引起二重感染，表现为假膜性肠炎、肺部感染、泌尿道感染等。老年人免疫功能低下，若出现二重感染，病情不易控制，甚至危及生命。因此，老年人尽量不要长期使用广谱抗生素。

（九）激素类药

糖皮质激素药如泼尼松、地塞米松等，若长期应用可致水肿、高血压、向心性肥胖、骨质疏松症等，易使感染扩散，并诱发和加重感染，消化性溃疡出血和穿孔。

四、老年人常见的用药问题

（一）各器官的功能减退

老年人各器官功能随年龄增长而减退，对药物的代谢和排泄能力减弱，药物在血液和组织内的浓度发生改变，易引起药物不良反应。

（二）用药依从性差

老年人常患有多种慢性疾病，用药种类多，且需长期用药，导致老年人用药依从性差，不能严格遵医嘱用药。若用药量不足，达不到治疗效果；用药过量，则导致不良反应增加；

某些药物突然停药可引起反跳现象，如糖皮质激素、普萘洛尔等。

（三）同时接受多种药物治疗

老年人常多病共存，同时接受多种药物治疗。而研究表明老年人药物不良反应的发生率与用药种类呈正相关。同时用药 5 种以下，药物不良反应发生率为 6% ~ 8%，6 ~ 10 种药者为 40%，15 ~ 20 种以上者发生率高达 70% ~ 80%。

（四）滥用非处方药

某些老年人因缺乏正确的医药知识，擅自加减药物、滥用滋补药、保健药、抗衰老药和维生素，不仅加重经济负担，而且易导致不良反应的发生。

五、老年人服药能力的评估

随着年龄的增长，老年人记忆力减退，学习新事物的能力下降，对药物的服用时间、剂量、方法不能正确理解，用药依从性差，往往影响老年人用药安全和药物治疗的效果。因此，指导老年人正确、安全用药是护理人员的一项重要服务。

（一）全面评估老年人用药情况

1. 用药史评估　详细评估老年人的用药史，并建立完整的用药记录，包括既往和现在的用药记录、药物的过敏史及老年人对其所用药物的作用、用法、不良反应、注意事项等情况的了解程度。

2. 服药能力评估　仔细评估老年人用药能力，包括视力、听力、阅读能力、记忆力、理解能力、获取药物的能力、识别变质药物的能力、观察和发现药物不良反应的能力及应用药物的最佳时间等。如是否有能力自己准备药物，包括开关瓶盖、从药袋或药瓶中取出药物、计算用量等。老年人由于视力减退，阅读能力和记忆能力减退，常出现误服、漏服、重服、多服药物等。

（二）身心状况

1. 症状　全面评估老年人各系统、脏器的功能状况，如胃肠消化功能、心脏功能、呼吸系统功能、中枢神经系统功能、肝肾功能等。观察是否出现老年常见症状，如精神异常、大小便失禁、跌倒或生活能力丧失等，以判断所用药物是否合理。

2. 体征　注意观察与疾病和药物不良反应相关的体征。

3. 辅助检查　了解老年人的一些相关检查，如 B 超、心电图、脑电图、胸片、CT 等，对其各脏器功能进行全面评估，为正确指导老年人安全用药提供依据。

4. 心理—社会状况评估　了解老年人的文化程度、饮食习惯及有无吸烟、饮酒、饮茶；对药物有无依赖、怀疑、恐惧等心理；对当前疾病治疗方案和护理计划的了解、认识程度；对医护人员的信任度及对治疗和护理方案的依从性心理；家庭经济状况、家庭支持情况等。

第二节　老年人安全用药指导

案例导入

案例：患者，男，76 岁，确诊高血压 11 年，糖尿病 6 年。定期服用贝那普利、氢氯噻嗪降压药，甘精胰岛素注射液和地特胰岛素注射液降血糖。血压一般控制在

140/80 mmHg 左右，空腹血糖一般控制在 6 mmol/L 左右。2 天前因和家人生气出现心慌、头晕、出冷汗症状。

请问：

1. 老年人使用降压药、胰岛素后的常见不良反应有哪些？

2. 如何指导老年人安全用药？

老年人由于身体内环境及各器官贮备功能稳定性随年龄增加而衰退，因此，老年人对药物的耐受程度及安全幅度均明显下降，药物不良反应发生率较高。为保证老年人准确、安全、有效、经济地用药，护士不仅要熟练掌握正确的给药技术，还要掌握老年人的用药原则，并指导老年人及家属或照顾者安全用药。

一、老年人用药原则

目前，临床上老年人用药大多参考蹇在金教授推荐的老年人用药的五大原则。

（一）5 种药物原则

老年人因机体器官衰老，会同时患有多种疾病，导致老年人多种药物联合使用。蹇在金教授指出，2 种药物合用可使药物的相互作用增加 6%，5 种药物增加 50%，8 种药物增加 100%，联合用药种类愈多，发生药物不良反应的可能性就愈大。5 种药物原则是根据用药种类与不良反应发生率的关系而提出。即老年人用药品种要少，最好不超过 5 种，治疗时按轻重缓急。若用药超过 5 种，则应考虑是否都是必需用药和不良反应等问题。

执行 5 种药物原则时要注意：①了解药物的局限性。老年性疾病并非都有相应有效的药物治疗，若用药不当，药物不良反应的危害反而大于疾病本身。②抓主要矛盾，选主要药物治疗。凡疗效不明显、耐受性差、未遵医嘱服用的药物，则应考虑终止服用。③选用具有兼顾治疗作用的药物。如高血压合并前列腺肥大者，可用 α 受体阻滞剂。④重视非药物治疗。凡是非药物治疗能奏效的首选非药物治疗，尽可能减少用药。如老年便秘者可进食粗纤维食物或按摩腹部等。⑤减少和控制服用补药。老年人用药一定要有明确适应证，若病情好转或达到疗效时应及时减量或停药，忌滥用补药和保健品。

（二）小剂量原则

老年人由于肝、肾功能减退，药物在体内的代谢减慢和排泄时间延长，故用药量应少于成人。《中国药典》规定老年人用药量为成人量的 3/4。一般开始用成人量的 1/4 ~ 1/3，然后根据临床反应逐渐调整，直至出现满意疗效为止。老年人用药剂量应遵循从小剂量开始，逐渐达到适宜于个体的最佳剂量。

老年人用药剂量确定，在小剂量原则的基础上还要遵守剂量个体化原则，主要根据老年人的年龄、体重、肝肾功能、临床情况、对药物的敏感性、耐受性等进行综合考虑。只有把药量掌握在最低有效量，才是老年人的最佳用药剂量。

（三）择时原则

择时原则是根据时间生物学和时间药理学的原理，选择最佳的用药时间进行治疗，从而提高疗效、减少毒副作用。某些疾病的发作、加重和缓解都具有一定的昼夜节律特点。降压药应在血压高峰前给药，不要在血压低谷前给药，一般早晨起床后到中午为血压高峰期；夜间容易发生变异性心绞痛，多在午夜至早晨 6 点发作，主张睡前服用长效钙拮抗剂。择时用药原则主要根据疾病的发作、药动学和药效学的昼夜节律变化来确定最佳用药时间。老年人常用药物择时用药时间表见表 5 – 1。

表 5 – 1　老年人常用药物择时用药时间

药物名称	用药时间
降压药	治疗杓性高血压应早晨服用长效降压药
	治疗非杓性高血压应晚上服用长效降压药
降糖药	格列本脲应饭前半小时服用
	二甲双胍应饭后服用
防治心绞痛药	治疗变异性心绞痛应睡前服用长效钙拮抗剂
	治疗劳力型心绞痛应早晨服用长效硝酸盐、β – 受体阻滞剂及钙拮抗剂、强心药凌晨服用药效较强
平喘药	宜早上服用
调节血脂药	宜晚上服用
铁剂	宜饭后服用

（四）受益原则

用药前根据老年人的特殊生理和病理因素，正确作出诊断，明确适应证，确保受益。受益原则主要体现在两方面：一方面老年人用药要有明确的适应证；另一方面要求用药的受益/风险比值 >1。药物既对人体有治疗作用，又对人体有毒副作用。只有治疗受益 > 风险的情况，即利大于弊时才可用药。有适应证但用药的受益/风险比值 <1 时，即弊大于利时不用药，或选择疗效明确而毒副作用小的药物。

（五）暂停用药原则

老年人在用药期间密切观察病情，一旦出现不良反应或病情发生变化，前者应立即停药，后者应及时调整药物。对于服药的老年人出现新症状，停药受益可能大于加药受益。暂停用药原则是保护老年人安全用药最简单、有效的干预措施之一。

考点提示
老年人的用药原则。

二、安全用药指导

（一）选择合理的用药途径

对于慢性病老年人，常选用口服给药，一般不主张用静脉输液和肌内注射给药。因老年人肌肉对药物的吸收能力较差，注射后疼痛明显或易形成硬结。因此，应尽量减少注射给药。但若患急性病、急性感染伴有高热、病情危重时，则需静脉给药。在静脉给药时，首先要考虑老年人心脏的功能状况，尽量减少输入液体的量和减慢给药的滴速。在输注葡萄糖时要警惕患者有无糖尿病，若有糖尿病应加适量的胰岛素及钾盐。

（二）用药指导

1. 指导提高用药的依从性　老年慢性疾病治疗效果不满意，除与病因、发病机制不明、缺乏有效的治疗药物外，还有老年人服药依从性差。老年人由于记忆力减退，易忘记服药或错服药；担心药物副作用；经济收入减少，生活相对拮据；家庭社会的支持不够；盲目听信广告，擅自购买所谓的特效药，而拒绝到医院就诊等，导致老年人服药的依从性差，从而严重影响治疗效果。提高老年人服药依从性的护理措施如下。

（1）加强给药护理　①住院的老年人：护士应严格执行给药操作流程，按时将空腹服、饭前服、饭时服、饭后服、睡前服的药物分别送到患者床前，并照顾当面服下。②出院带药的老年人：护士要通过口头和书面的形式，向老年人及家属说明药物名称、剂量、用法和副作用，并以较大的标签清晰注明用药的时间、剂量、方法。③独居、空巢的老年人：由社区护士将老年人每天需要服用的药物放置在专用药盒内，并分别标注用药时间，药品放置在醒目位置，方便老年人服药。④吞咽障碍与神志不清的老年人：一般通过鼻饲给药。对神志清楚但有吞咽障碍的老年人，将药物制作成糊状后再给予。⑤精神异常或不配合治疗的老年人：护士需协助和督促其服药，并确定老年人将药物服下。老年人若在家中，应要求家属做好协助、督促工作，并定期电话随访。

（2）指导按时服药　指导老年人在最佳时间用药，可使用闹钟或其他方法加强老年人的时间观念，并将药物放在固定、易看到的地方，提醒其准时服药。慢性病长期用药者可坚持记服药日记、病情自我观察记录等，强化其用药的依从性。

（3）服药依从性教育　借助宣传媒介，采取专题讲座、个别指导、发宣传材料等方式，向老年人及其家属讲解常见疾病相关知识，尤其是高血压、糖尿病、冠心病等慢性病的知识，增加老年人对疾病的认知，提高老年人的自我管理能力，促进其服药依从性的提高。开展对老年人安全用药知识的教育，指导老年人不要随意购买及服用特效药、广告药，应在医师指导下正确用药。

（4）建立良好的护患关系　多于老年人交谈，倾听老年人对疾病和治疗的看法和感受，与老年人要建立良好的护患关系，增强老年人对医务人员的信任和对治疗的信心。在教育实施过程中，让老年人知道每种药物在整个治疗方案中的轻重关系，注意老年人是否非常关注费用，鼓励老年人参与治疗方案与护理计划的制订，使老年人对治疗充满信心，当老年人服药依从性较好时应及时给予肯定。与患者家属多沟通，鼓励家属多关心老年人，协助和督促老年人用药。

2. 协助正确保管药物

（1）避免影响药物稳定性的因素　药物放置在干燥通风处，避免高温、潮湿和阳光直射。

（2）常用药物分类保存　内服药与外用药分开，外用药要用醒目颜色做上标记，避免老年人因视力不好而拿错、误服。

（3）所有药物均应保留原始包装　所有药物标签要完整、清晰，标签上要写明药品名称、规格、作用、用法、用量及注意事项、有效期等内容，对外装或说明书字体较小的内容，用老年人可以看清楚的大字体重新标明。定期检查是否在有效期内，及时扔掉过期药品。

考点提示

正确指导老年人安全用药。

3. 加强老年人用药的健康教育

（1）加强老年人用药的解释工作　护士要以老年人能够接受的方式，向其解释药物的种类、名称、用法、剂量和不良反应等，必要时以书面的方式，在药袋上用醒目的颜色标明用药注意事项。

（2）鼓励老年人首选非药物治疗措施　指导老年人如果能以非药物方式缓解症状的，暂时不需用药。如失眠、便秘等，可先采用非药物性的措施解决问题。

（3）指导老年人不随意购买及服用药物　对体弱多病的老年人，要在医生的指导下，适当服用滋补药物，而不是听宣传员或广告讲解购买。一般健康老年人不需要服用滋补药、保健药和抗衰老药。只要注意调节日常饮食，注意营养，科学安排生活，保持平衡心态。

（4）加强家属的安全用药知识教育　对老年人进行健康指导的同时，还应重视对其家属进行有关安全用药知识的教育，使家属学会正确协助和督促老年人用药，防止发生用药不当造成的意外。

知识链接

家庭常备药物建议

1. 合理选择家庭用药　选药要有针对性，不随意购买，不可因低价、打折等原因一次购买过多，导致失效浪费。在购买之前，仔细阅读药品说明书，对症购药。必要时咨询医师，避免盲目用药。病情复杂、严重者应及时到医院就诊，以免延误治疗。

2. 正确保管家庭用药　药品应放置在避光、干燥、阴凉处，避免高温、潮湿和阳光直射。内服药与外用药分开存放，且外用药用醒目颜色涂上标记，避免老年人因视力不好而错拿、误服，发生危险。所有药品均应保留原始外包装，并定期检查是否在有效期内，及时弃除过期药品。

3. 专人负责家庭用药　对生活不能自理或有记忆力、理解力障碍的老年人，所有药物的使用均应有家属或老年人照顾者来负责，并且不能放在老年人、小孩能轻易拿到的地方。

（三）服药方法

根据病情选择正确给药方法和最佳用药时间，若病情许可尽量选择口服给药，对吞咽困难的老年人不宜选用片剂、胶囊制剂，宜选用冲剂、口服液等液体剂型；对吞咽功能正常的老年人不能将胶囊内的粉剂倒出服用，不能将特定保护的糖衣片压碎后服用，不能将注射剂改为口服，将口服药改为外用。此外，掌握最佳的用药时间，健胃药饭前服用效果最好，对胃有刺激性的药物应在饭后服用。

（四）药物不良反应的预防措施

1. 遵循老年人的用药原则　老年人用药量一般从成年人剂量的 1/4 开始，逐渐增大至 1/3→1/2→2/3→3/4，要注意个体差异，依据择时原则选择药物最佳作用时间给药。用药过程中动态观察，根据病情和疗效及时调整剂量，一旦出现不良反应，立即停药并做好相应处理。多药合用时遵循受益原则和 5 种药物原则酌情用药，避免盲目联合用药。

2. 指导、协助老年人遵医嘱用药　老年人由于记忆力减退和对疾病的认知不足，常不能遵医嘱用药，出现漏服、重服药物和随意增、减药物剂量的情况。因此，对老年人用药要多加指导，详细说明药物的名称、剂量、使用方法（包括饭前、饭后、睡前等）和不良反应，用老年人能看清楚的大字做好标记，使用专用药盒，放置在明显地方便于老年人服用。必要时护士以书面形式告知家属，做到按时按量用药。对缺乏自己用药能力的老年人，护士或家属应做到服药到口。

3. 注意药物之间的相互作用和配伍禁忌　老年人用药种类较多，应注意不同药物之间相互作用和配伍禁忌，避免药物之间的协同或拮抗作用影响疗效甚至对机体造成损伤。另外，在不了解中、西药相互作用的情况下，应间隔服用。

4. 检查药物质量　护士应教会老年人和家属检查药物质量的方法，包括检查生产日期、批号和有效期，观察药物的颜色，注意有无变质。嘱老年人不要过量购买药品和长期放置中成药制剂，并定期检查家庭药箱，及时弃除过期、变质药品。

5. 谨防药物过敏　当老年人使用有致敏倾向的药物（如青霉素、头孢类药物、普鲁卡因等）时，用药前一定要详细询问用药史、过敏史、家族史等，必要时做过敏试验，阴性方可使用。在就诊时应向医生说明既往过敏药物，避免医生开同类药物再次引起过敏反应。

6. 慎用新药　使用新药时要特别谨慎，密切观察药物的疗效和不良反应，有疑问时尽早向医生咨询，并及时与老年人及家属沟通。

7. 定期监测血药浓度　定期监测血药浓度和生化指标，通过调整药物剂量既能提高疗效，又能减少药物的不良反应。对于理解能力尚可的老年人，护士在给药前，用通俗易懂的语言说明用药后可能出现的情况。给药期间加强与老年人的沟通，了解老年人是否有不适或异常感觉。护士定时监测生命体征、心电图变化，采集血液标本检测肝、肾功能，生化指标等，发现异常及时报告医师。对于出院后在家用药的老年人，如果经济条件许可，最好自备体温计、血压计，便于及时监测老年人的生命体征，并定期到医院复查。用药期间如出现异常情况应立即停药，保存好残药，迅速到医院就诊。

8. 心理护理　老年人服药期间，多于老年人沟通、交流，做好心理护理。鼓励老年人说出服药的感觉，服药后的不适或异常感觉。发现老年人对药物治疗有错误认识、不按医嘱服药或过度依赖药物等情况时，应倾听老年人想法，以其能接受的方式进行说明和疏导，建立合作性的护患关系，帮助解除疑虑，合理用药。

> **知识链接**
>
> ### 老年人旅游必备药物
>
> 旅游的老年人可能患有慢性疾病，如高血压、冠心病等。因此，老年人外出不可擅自停药，除每天必需服用的药品外，还需备必备药物。
>
> 1. 速效扩血管药　硝酸甘油、速效救心丸。
>
> 2. 助消化药　多潘立酮、健胃消食片等。
>
> 3. 止泻药　蒙脱石散、黄连素片等。
>
> 4. 解热、镇痛药　路途中因用水不便而无法冲服，最好携带片剂或胶囊，如布洛芬、新康泰克等。另外，清凉油也必带。
>
> 5. 晕车、晕船药　苯海拉明，车船启动半小时口服一次，长途旅行者可在上船车后 3～4 小时加服一次。
>
> 6. 镇静、安眠药　安定。
>
> 7. 抗过敏药　消炎止痒膏类的外用药或扑尔敏、氯雷他定等。
>
> 8. 外伤用药　创可贴、云南白药喷剂等。

实训情境设计

【实训目的】

1. 了解老年人用药前，需做好老年人服药能力的评估。

2. 感悟到老年人用药后，出现不良反应的危害。

3. 能够掌握老年人做好安全用药的基本知识。

4. 在实践中，具有对老年人尊重、关心和爱护的意识并确保用药的安全。

【实训场景设计一】

张奶奶，63 岁，既往有高血压 5 年，上午口服降压药约 20 分钟后，听到家中门铃响，正要向前迈步，摔倒在桌旁。居住环境：张奶奶家中有一位家庭护理员，事发时她在街上买菜，家中只有张奶奶一人，她的女儿和女婿均在外地上班。

1. 请模拟张奶奶口服降压药 10 分钟后，听到家中门铃响，正要向前迈步，摔倒在桌旁的情景。

2. 如果你是张奶奶的家庭护理员，请问你该如何向张奶奶讲解降压药可能出现的不良反应及如何预防？

3. 请你根据张奶奶的家庭情况，提供一套适合评估张奶奶服药能力的方案。

【实训要点提示】 同第二章第一节。

【实训场景设计二】

年近 70 岁的刘大爷在午餐时打开电视，看到一则能够根治腰椎间盘突出的广告，便向广告下方显示的号码咨询。对方了解刘大爷的病情和基本家庭情况后，向刘大爷推荐他们研究院一位姓孙的老教授。这位孙教授不仅询问他的病情，还对刘大爷嘘寒问暖。经过交谈，刘大爷抱着试试的态度买了 9800 元钱的药，儿子知道此事后，为刘大爷身体着想，偷偷取刘大爷少量药去药监局检测，经检测里面有一种"雪莲"是假药。

1. 请模拟出刘大爷从看电视广告到买药再到检测出药品是"假药"这一系列情景的场景。

2. 刘大爷用药违反安全用药原则的哪条？

3. 如果你是刘大爷的儿子，请问从几个方面向大爷做安全用药的指导？

【实训要点提示】

1. 情景模拟越贴近现实，表演者越进入角色，效果越好。

2. 学生分小组进行，有表演者 7~8 人，分别扮演患者、患者儿子、广告方、孙教授、药监局的化验员、观察者、汇报者，在各组结束后，汇报感受和收获。

本章小结

本章主要讲述老年人的药动学和药效学特点、老年人常用药物的不良反应、老年人发生不良反应的常见药物、老年人安全用药的原则及安全用药指导等内容。在临床护理工作中，护理工作人员应如何结合老年人用药特点，对老年人用药情况作出全面评估；指导老年人正确安全用药、提高老年人用药依从性及预防老年人用药的不良反应。帮助护理人员能够正确评估老年人的用药情况，提供老年人安全用药的护理措施，以确保老年人用药的安全。

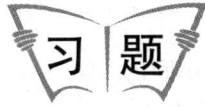

习 题

一、选择题

【A1/A2 型题】

1. 下列关于影响老年人胃肠道药物吸收的因素描述，错误的是（　　）。
   A. 胃肠道血流量减少 B. 胃液 pH 降低
   C. 胃排空速度减慢 D. 胃肠道参与吸收的细胞减少
   E. 肠蠕动减慢

2. 肝血流量减少可使药物首过效应（　　）。
   A. 减弱 B. 增强 C. 不变
   D. 先增强再减弱 E. 先减弱再增强

3. 老年人使用抗生素类药物，不会出现（　　）反应。
   A. 肝脏毒性反应 B. 肾脏毒性反应 C. 直立性低血压
   D. 胃肠道反应 E. 二重感染

4. 老年人药物不良反应发生率增高的原因，下列错误的是（　　）。
   A. 药动力学改变 B. 药效学改变
   C. 滥用处方药 D. 同时接受多种药物治疗
   E. 保健药和维生素不会引起不良反应

5. 导致老年人服药的依从性差的原因不包括（　　）。
   A. 记忆力减退 B. 嫌药味苦 C. 担心副作用
   D. 经济收入减少 E. 家庭的不支持

6. 不属于全面评估老年人用药情况的是（　　）。
   A. 用药史 B. 阅读能力 C. 备药能力
   D. 睡眠能力 E. 身心状况

7. 老年人的用药原则不包括（　　）。
   A. 受益原则 B. 择时原则 C. 5 种药物原则
   D. 多服补药原则 E. 暂停用药原则

8. 为预防不良反应，老年人用药剂量一般开始是成人剂量的（　　）。
   A. 3/4 B. 2/3 C. 1/4
   D. 1/3 E. 1/2

9. 下列不属于需要加强给药的老年人为（　　）老年人。
   A. 不配合治疗 B. 空巢
   C. 生活完全自理 D. 吞咽障碍
   E. 神志不清

10. 服药禁忌不正确的是（　　）。

　　A. 麻黄碱不能与呋喃唑酮合用

　　B. 红霉素与阿司匹林不可同服

　　C. 用茶水服用阿司匹林

　　D. 止咳糖浆类等不能用热水

　　E. 服用磺胺类药物时禁止服用维生素 C

11. 指导老年人保管药物方法不妥的是（　　）。

　　A. 定期整理药柜

　　B. 药物放置在干燥通风处

　　C. 内服药与外用药分开放置

　　D. 暂时不用的药及时丢弃

　　E. 社区护士对老年人进行安全用药教育

12. 下列不属于预防药物不良反应的措施是（　　）。

　　A. 遵循老年人用药原则　　　B. 检查药物数量　　　　　C. 谨防药物过敏

　　D. 指导老年人遵医嘱用药　　E. 注意药物之间的相互作用和配伍禁忌

13. 指导、协助老年人遵医嘱用药不妥的是（　　）。

　　A. 忽略漏服药　　　　　　　B. 使用专用药盒　　　　　C. 按时按量用药

　　D. 药物放置在明显地方　　　E. 用大字标记药盒

【A3/A4 型题】

(14 题~17 题共用题干)

患者，男，71 岁，患高血压 12 年，间断服用降压药，血压波动在 170/110 ~ 140/90 mmHg。患者总是忘记服药，想起来时服药或者当出现头痛、头晕明显时服药。近一周患者出现剧烈头痛、头晕、恶心，急诊检查血压 200/120 mmHg，心率 108 次/分，诊断为高血压。

14. 患者的降压药应（　　），再服药。

　　A. 放在抽屉内　　　　　　　B. 放在药盒内　　　　　　C. 放在床边

　　D. 放在电视机上　　　　　　E. 根据每天吃药的次数设置闹铃提醒

15. 护士指导患者服用降压药时应注意（　　）。

　　A. 最好饭前服用　　　　　　B. 最好睡前服用　　　　　C. 血压正常后停药

　　D. 从小剂量开始　　　　　　E. 短时间内降血压降到正常

16. 在用药护理中，服用降压药的患者，改变体位时动作宜缓慢，其目的是（　　）。

　　A. 避免血压增高　　　　　　B. 避免发生高血压危象

　　C. 避免发生急进型高血压　　D. 避免发生高血压脑病

　　E. 避免发生体位性低血压

17. 护士对其进行健康指导，错误的是（　　）。

　　A. 低盐饮食　　　　　　　　B. 服保健药　　　　　　　C. 进行适当的运动

　　D. 定时监测血压　　　　　　E. 不得随意增减或中断药物

(18 题~21 题共用题干)

患者，女，王奶奶，65 岁，已婚，汉族，小学文化，既往有高血压、心脏病、胃病，在家每天吃 4 种药物，今上午突感腹痛，自己增添一种止疼药。下午王奶奶出现恶心、呕吐，又私自增添给西咪替丁 3 片口服。

18. 王奶奶的做法违反用药原则的（　　　）。

    A. 个性化原则　　　　　B. 5 种药物原则　　　　C. 受益原则

    D. 择时原则　　　　　　E. 暂停药原则

19. 王奶奶出现的是（　　　）导致的用药问题。

    A. 心功能下降　　　　　B. 胃功能减退　　　　　C. 用药依从性差

    D. 健康观　　　　　　　E. 对疾病耐受力差

20. 王奶奶的做法不妥，表现为（　　　）。

    A. 遵医嘱用药

    B. 相同作用药物避免使用

    C. 没有选用液体剂型的口服药

    D. 选用的药物，择时原则

    E. 《中国药典》规定 60 岁以上老年人只用成人量的 3/4 ~ 1/2

21. 为提高王奶奶用药的依从性，下列不妥的是（　　　）。

    A. 多听讲座　　　　　　B. 遵医嘱用药　　　　　C. 正确用药指导

    D. 树立正确健康观　　　E. 首次用药增大药物剂量

二、思考题

患者，男，71 岁，患糖尿病 6 年，日常口服降糖药，血糖波动在 7.8 ~ 24.9 mmol/L，患者喜食甜食，多食甜食后加服 1 片降糖药，平时口服 2 片降糖药。

问题：1. 患者服药出现什么问题？

     2. 如何做好老年人安全用药的健康指导？

（宋　楠）

扫码"练一练"

第六章 现代老年人的家庭护理技术

1. **掌握** 老年人常用家庭护理技术。
2. **熟悉** 老年人居住环境的布置及家庭消毒方法。
3. **了解** 老年人家庭护理现状及趋势。
4. 能够运用本章技能,进行老年人的家庭护理。
5. 具有尊老爱老的意识。

随着我国人口老龄化的到来,老年人的问题也日益凸显。老年人面临一种甚至多种慢性疾病,加之一部分老年人不愿到医院或不方便到医院就诊,为了提高老年人的生存质量,使老年人在自己熟悉的家庭环境里得到更好的照顾,故为病情允许的老年人提供家庭护理服务,以便指导家庭照护者或老年人自身基本的护理常识,以及指导护理人员为病情较复杂的老年人提供上门家庭护理服务势在必行。

第一节 现代老年人家庭护理现状与趋势

故事点睛

旁白:小林是一名社区护士,今天在咨询服务台值班,一上午就碰到了6位病人及家属问及上门家庭护理服务的收费标准及相关事宜,其中4人得知家庭护理服务不能报销时,表示遗憾。

人物:由7名学生分别担任故事人物,进行即兴表演。

请问:

1. 小林上午所碰到的情况,反映了我国家庭护理的什么现状?

2. 如果家庭护理能够被纳入医保报销范围,作为社区护理人员,所面临的挑战是什么?

一、现代老年人家庭护理现状与问题

家庭护理在我国刚刚起步,发展还不成熟,在了解我国老年人家庭护理现状的基础上,分析问题并指出方向,以便促进我国家庭护理的发展。

(一)现状

1. 家庭护理分类 分为专业与非专业两类。专业的家庭护理是社区保健或护理服务机构为所有家庭成员提供包括护理程序在内的一系列服务;非专业的家庭护理则是家人或朋友的照护或辅助行为，其知识主要来源于咨询医生、护士或是看科普书籍。国内对家庭护理的理解偏重于其专业性，即专业的家庭卫生保健服务，而对于非专业的护理多理解为家政服务或家庭服务。

2. 家庭护理的工作内容　主要包括三方面：①为家庭成员提供康复保健和家庭健康指导，对患者提供照顾的同时，培养其独立性，协助其提高生活自理能力；对患者及家属提供相关的健康知识和护理技巧指导；对慢性病及老年人，制作康复护理计划，包括出院后保健、预防等。②提供基础护理技术服务，如换药、导尿、测血压、输液、注射、压力性溃疡护理、鼻饲、造瘘等可在居家环境下实施的临床护理技术服务。③提供卫生宣教、营养指导、心理护理、健康咨询等服务。

3. 家庭护理的服务形式　主要包括两种：①指导监督性护理。是指护士对家庭中实施照护者进行护理指导和培训，提高其照护能力，以满足其护理患者的需求。护士在其中主要起指导和监督照护者的作用，帮助照护者解决在护理患者方面遇到的各种问题。这种形式经济实用，但一般只适用于病情较轻、护理难度较低的患者。②实际操作的上门护理。由医疗机构指派专业人员定时到患者家中开展护理服务，这种形式适合病情较复杂、护理难度较大的患者。这种上门实际操作的护理根据护理服务的连续程度，又可分为设立家庭病床和临时出诊两种形式。家庭病床护理就是社区护士根据诊疗护理计划，定期为家庭病床的患者提供连续性、综合性的专业的、上门的健康照护服务；临时出诊是社区护士为家庭病床以外的患者提供的临时而紧急的护理服务。

目前家庭护理实际开展的项目还比较局限，主要仍以提供护理技术支持为主，某些护理项目还没有充分开展，如残疾人护理、康复保健服务、心理护理与健康教育服务工作等，家庭护理综合保健服务的功能尚未完全落实。

（二）存在的问题

1. 缺乏可持续发展动力　目前家庭护理的实施主要依托社区卫生服务，而社区卫生服务是政府公益性事业，由于目前政府对社区卫生的投入力度不够，社区卫生服务缺乏可持续发展的动力。社区卫生服务的补偿机制已成为社区卫生服务可持续发展的瓶颈，也是限制家庭护理进一步发展和普及的重要因素之一。

2. 家庭护理未纳入医保　据卫健委调查表明，全国仅有不到1/5的城市将社区卫生服务纳入医疗保险，而且是部分项目，大多数卫生服务项目尤其是家庭护理服务项目还未列入医疗保险报销范围。多数居民尤其是处于经济领域弱势群体的老年人，要承担家庭护理的费用还有一定的困难，以至于社区卫生服务出现需求高、利用低的现象。

3. 各项制度不完善　许多国家已将家庭护理纳入基本的卫生保健政策，拥有专业的家庭护理服务机构，有规范的运行机制和管理制度，有明确的服务项目和收费标准，以及相关保障的法律条文。目前，我国几乎没有专职的家庭护理服务机构，家庭护理的组织管理主要依托于社区卫生服务中心。社区卫生服务中心由于人力不足，资金有限，家庭护理的发展一直处于停滞不前的状态。

二、现代老年人家庭护理的趋势

针对我国目前人口老龄化带来的家庭护理需求急剧增加的问题，大力发展有效的家庭护理服务机构是根本的解决之道。有效的家庭护理服务工作的推进，还需要做大量的研究和探索性的工作。

1. 尚需要进行广泛的调查研究，以确定我国家庭护理服务需求的特点。

2. 引进国外成熟的各项管理制度，并结合我国实情，建立健全各项规章制度，如人事及管理制度、劳动组织制度及分配制度等。

3. 不断完善社区及社会专业家庭护理服务机构与医保相结合的政策，使有需要的老年人最大限度地享受家庭护理带来的好处。

4. 充分利用社区资源，以社区卫生服务系统为依托，加强对社区各家庭的信息化管理。

5. 促进家庭护理科研与教学的发展，不断为家庭护理的发展提供可持续发展的动力。

随着我国社区卫生服务工作的全面推进，家庭护理也必将受到更多的关注。愿广大护理工作者致力于家庭护理的发展，为我国家庭护理事业作出自己的贡献。

（张雪霞）

第二节　现代老年人家庭日常生活护理

案 例 导 入

李大爷，68岁，独居，患有帕金森病，近日感染甲流，儿子小李打算将其接回家照顾，小李家中有一位6岁的儿子。

请问：

1. 小李为迎接李大爷入住家中，应作哪些准备？

2. 对于老年人的日常生活照顾上，小李应注意哪些方面？

3. 如何预防甲流在家中的传播？

一、居室的环境与布置

（一）安全

1. 防跌倒　老年人由于机体功能衰退、骨质疏松，加之身体平衡能力减弱，跌倒后发生骨折的发生概率高于年轻人数倍。骨折的易发部位为腕部、髋部，髌骨、股骨颈骨折。高血压病老年人，跌倒后可能发生脑出血，以致危及生命。因此，老年人的居住环境首先要考虑到安全，特别是预防跌倒及坠床。

2. 防滑　居室地面要注意防滑，地面经常走动的区域应减少物品堆放，以防老年人跌倒。

3. 床铺合适　床铺不宜太高，应根据老年人身高确定，老年人坐在床面的同时，双脚脚尖应能触及地面。床铺不宜过窄，以防坠床，必要时加床档。

4. 家具摆放及选择　家具摆放要便于老年人活动，座椅或沙发不宜太低，最好有扶手，便于老人起立；卫生间宜采用坐式马桶，避免老年人在下蹲和站起时费力，导致血压升高引发心脑血管病意外。

（二）色彩

1. 居室色彩 老年人居室色彩以素雅、宁静为主，墙面避免刺激性颜色如红色、黄色，墙面可选用蓝色、绿色、灰色等色彩，给人以安详及舒适之感。同时，房间内墙壁应避免单调的白色，墙面可挂上风景画加以装饰，室中还可适当摆放花草。和谐的色彩布置，可给居室布局带来良好的效果，也使老年人身心愉悦。

2. 居室光线 由于老年人视觉衰退，居室的光线不论是自然光或是照明光线，应当明亮、均匀，尽量减少因照明不当引起的视物不清或错觉而发生碰撞或跌倒。夜晚可有地灯，方便老年人起夜。

（三）温湿度

1. 室内温度 老年人室温以 22～24 ℃为宜。室温过高时，会使心率加快，增加心肌氧的消耗；温度过低时，外周血管收缩，容易诱发心绞痛等。可使用空调及取暖设备来调节室内温度。

2. 室内湿度 老年人室内湿度以相对湿度 50%～60% 为宜。湿度过高，会产生憋闷感；湿度过低，空气中尘埃飞扬，同时容易导致鼻黏膜干燥甚出血。可在室内用加湿器调节室内湿度。

> **考点提示**
> 老年人适宜的室内温湿度。

（四）环境

老年人居住的环境应考虑其自身特点，从以下三个方面为老年人提供舒适的居住环境。

1. 环境安静 老年人应选择安静的居住环境，避免突发过强的声响。同时避免室外嘈杂的声音，居住地应当远离马路、菜市场等车流量大、人流量大的地方，以免影响休息和睡眠，甚至诱发心绞痛。

2. 空气清新 老年人的居住环境，应当空气清新，远离空气污染重的环境，同时适当开窗通风，有利于提高空气中的氧含量，可以减少细菌滋生，对有冠心病和呼吸系统疾病的老年人尤为重要。对于长期卧床老年人，由于不能到户外自由活动，居室内应经常保持空气流通，但要避免对流风，以免老年人受凉感冒。对于抵抗力弱或有呼吸道疾病者可定期使用负氧离子发生器等消毒室内空气。

3. 床铺整洁 长期卧床的老年人，应定时清理床铺，保持床单干净、干燥、平整、无渣，使老人感到舒适，又能预防因长期卧床可能发生的压疮。

二、常备物品及使用方法

（一）生命体征测量物品的选择

1. 生命体征测量物品的选择 定期观察老年人生命体征的变化，为预防和治疗疾病提供依据。测量生命体征应备体温计，且放在固定地方。测量体温一般采用腋表测量腋温。家中如有高血压病患者，为了定期观察血压变化、降压药治疗的效果，应自备血压计、听诊器。血压计有表式、水银柱式及电子血压计，其中表式及水银柱式相对准确。

2. 生命体征的测量 正常人的体温、脉搏、呼吸、血压均有一定波动范围。但在患病时有不同程度变化，这些数据的收集能够为医生观察、判断病情提供依据。老年人为保持自身健康，应掌握人体生命指征变化规律，在可能的情况下自我监测，有利于及早发现病情变化。

（1）体温测量　正常成人腋温为 36 ~ 37 ℃，一般午后稍高，清晨稍低，昼夜体温波动在 1 ℃ 之内。剧烈运动后体温稍有升高。老年人因基础代谢率低，故体温稍低。测量体温按测量部位不同，分口温、腋温、肛温三种。测量腋温既方便又安全，因此常被使用。体温计的刻度为 35 ~ 42 ℃ 之间，测量前应先将水银柱甩到 35 ℃ 以下，把水银柱头端放置患者腋窝部正中，使其紧贴皮肤。10 分钟后取出，用右手拇指、食指、中指捏体温计后，举至与眼平行高度，转动体温计，察看水银柱相对应的刻度，即为体温。测量完毕，根据测量结果判断体温是否在正常值范围（表 6 - 1）。

> **考点提示**
> 体温的正常值范围。

表 6 - 1　体温的正常值范围及发热程度判断

正常体温		发热程度判断（以口温为准）	
口腔	37.0 ℃（36.3 ~ 37.2 ℃）	低热	37.3 ~ 38 ℃
直肠	37.5 ℃（36.5 ~ 37.7 ℃）	中度热	38.1 ~ 39 ℃
腋下	36.5 ℃（36.0 ~ 37 ℃）	高热	39.1 ~ 41 ℃
		超高热	41 ℃ 以上

知识链接

发热的物理降温

体温在 39 ℃ 以下时，可以采用凉毛巾冷敷头部、腋窝、腹股沟等处，毛巾 3 ~ 5 分钟更换一次，20 分钟左右即可。体温在 39 ℃ 以上时，可以采用冰袋降温。冰袋冷敷前额、颈部、腋窝、腹股沟和腘窝等处，每次冰敷不超过 30 分钟，且每 10 分钟察看一次局部皮肤颜色，以防冻伤。枕后、心前区、腹部、足底禁忌用冷。乙醇擦浴降温多用于 40 ℃ 以上的患者，乙醇浓度 25% ~ 35%，温度 32 ~ 34 ℃。采用物理降温后 30 分钟，应再次测体温。如需再次降温，应间隔 1 小时。如以上方法反复使用均无效时，应到医院就诊。

（2）脉搏测量　脉搏（pulse）是由心脏收缩将血液泵入动脉而产生的周期性搏动。正常情况下心脏的跳动次数和脉搏的搏动次数一致，故通过脉搏的变化可了解心脏及其他病情变化。测量脉搏的部位，常有桡动脉（手腕拇指侧）、足背动脉（足背正中部）、颞动脉（耳前凹处）。最常用的是桡动脉。

患者在安静状态下取坐位或平卧位，掌心向上，检查者用二、三、四指的指端，轻按压患者桡动脉，可触感患者脉搏跳动，计数 1 分钟脉搏搏动次数，即为脉搏频率。

正常成年人安静状态下，脉搏为 60 ~ 100 次/分，发热时，脉搏加快，体温每升高 1 ℃，脉搏增加 12 ~ 15 次/分。脉搏超过 100 次/分时，称心动过速，常见于发热、贫血、甲状腺功能亢进、休克等；脉搏少于 60 次/分时，称心动过缓，常见于经常体育锻炼者、某些心脏病心律失常者。

知识链接

老年人需要脉搏监测的几种情况

运动前后为掌握老年人适合自己体力的运动量，一般在运动前先测一分钟脉搏次数，锻炼后再测一次脉搏次数作为对照。正常健康老年人运动后的最高心率不超过170减年龄，以5～10分钟内能恢复正常心率的运动量较为合适。

服用强心、抗心律失常药前后强心药物如洋地黄、地高辛、强心灵，抗心律失常药如乙胺碘呋酮片、奎尼丁等，用药前应数一分钟脉搏，用药后测心率，如心率低于每分钟60次，应暂停服药。

观察老年人病情需要如甲状腺功能亢进者，每日清晨活动前要测量基础脉搏。心脏病者每日测量1～2次，对心律不齐者应数一分钟，并数每分钟期前收缩、漏跳次数。

（3）呼吸测量 测量呼吸是否正常，对于观察呼吸系统疾病变化有重要意义。成人在安静情况下，呼吸频率为16～20次/分钟。

通常情况下，观察呼吸与测量脉搏同时进行，测量者测完脉搏后，继续保持测脉姿势（以免引起患者紧张而改变呼吸），观察老人胸壁或腹壁起伏，一呼一吸为一次呼吸。同时还应注意观察呼吸的节律是否均匀，呼吸的深浅有无周期性改变。老年人通常呼吸较慢，在运动、劳动、情绪激动时，可暂时增快，休息后即可恢复。

呼吸异常包括呼吸的频率、节律、深浅度及声音异常。呼吸频率>24次/分钟称为呼吸过速，多见于肺部、循环系统疾病、高热、缺氧，是病情危重的重要指征。呼吸频率<15次/分钟，称为呼吸减慢，若呼吸频率<10次/分钟，多为危险指征，常见于药物中毒、颅内压增高等疾病；呼吸节律异常，如深快变为浅慢甚至暂停后又由浅慢变深、快，多是濒死的前兆；呼吸困难是指患者主观感觉氧气不够用，呼吸费力，可表现为张口、点头呼吸，呼吸加快，不能平卧，口唇及指甲发绀等，均为危险信号，应及时送老人就医。

考点提示
正常的呼吸频率。

（4）血压测量 血压（blood pressure）是动脉血液在血管内流动时，对血管壁产生的侧压力。血压是衡量人体生命状况的重要指征，对于心血管、急重症及各种休克的诊断、治疗及抢救具有重要价值。正常成年人血压比较稳定，收缩压在90～139 mmHg之间，舒张压在60～89 mmHg之间，脉压在30～40 mmHg，40岁以后，年龄每增长10岁，收缩压增高10 mmHg。

血压的测量步骤如下：①摆体位被测者先休息片刻，可取坐位或平卧位，露出一侧上臂，平放于桌上或床上。②绑袖带将血压计的袖带平整地缠绕在肘关节上2～3横指处，袖带松紧以可伸进二指为宜，使血压计的零点与心脏和手臂在同一水平（坐位与男士乳头同高，卧位与腋中线平齐）。③打气开启水银槽开关。将听诊器胸件放在肱动脉搏动处（不可塞进袖带内），戴上听诊器，另一手握住输气球，关闭气阀打气，到水银柱升到动脉搏动的声音消失后为止再打气20～30 mmHg，一般不超过200 mmHg，以免水银从水银柱上方小孔溢出。④放气微开输气球阀门，慢慢放气，使水银柱缓缓下降（4 mmHg/s的速度为宜），当听到第一声搏动音时，所对应的水银柱指示的数字，即为收缩压。水银柱再继续下降，搏动的声音突然变调（由强变弱或消失时），水银柱指示的数字即为舒张压。⑤整理用物测量完毕，须将袖带内余气排尽，水银柱倾斜45°，待水银全部进入水银槽内，关闭水银槽开关，将袖带卷好放平，橡皮球金属螺丝钮放回原处，注意避开水银柱的玻璃管，以免关盒时压碎玻璃管。⑥测得异常血压应及时就医。异常血压判断标准见表6-2。

表6-2 高血压分级标准

分级	收缩压（mmHg）	舒张压（mmHg）
高血压判断标准	≥140	或≥90
1级（轻度）	140~159	或90~99
2级（中度）	160~179	或100~109
3级（重度）	≥180	或≥110
单纯收缩期高血压	≥140	和<90

3. 生命体征测量注意事项

（1）体温测量注意事项 ①对精神异常、昏迷老人要注意安全，预防体温计打破、折断造成损伤。②切勿把体温计放在热水中清洗或沸水中煮，以防爆裂。③测量体温前20~30分钟应避免剧烈运动、进食、进冷热饮料、做冷热敷、洗澡、坐浴、灌肠等。④老年人测体温时，要等测完体温后再做其他事，避免因忘取出体温计，以致打破体温计，扎破皮肤。

（2）脉搏测量注意事项 ①不可用拇指诊脉，因拇指小动脉搏动较强，易与患者的脉搏相混淆。②偏瘫病人应测健侧肢体脉搏，有动静脉瘘的病人应测健侧。

（3）呼吸测量注意事项 ①呼吸在一定程度上受意识控制，测呼吸时不应让老年人察觉。②对呼吸微弱者，测量时可用少许棉花放于鼻孔前，观察其被气流吹动时摆动次数，计数一分钟。

（4）血压测量注意事项 ①为保证血压测量的准确性和对照的可比性，应做到四定：即定时间、定部位、定体位、定血压计。②偏瘫老人应选择健肢测量。③排除影响血压值的外界因素袖带太窄需要较高的压力才能阻断动脉血流，故测得血压值偏高。袖带过宽使大段血管受压，以致搏动音在达到袖带下缘之前已消失，故测出血压值偏低。袖带过松使橡胶袋充气后呈球状，以致有效的测量面积变窄，测得血压偏高。袖带过紧使血管在未充气前已受压，故测出血压偏低。④测血压如果没听清楚，应将袖带内的气体排空，水银柱回到零点后，再重新测量。⑤测血压时应注意避免影响血压的因素，如运动、情绪激动等。⑥读数时，视线应与水银汞柱在同一水平，以免影响读数的准确性。⑦血压计应定期检测校准，以保证其准确性。

考点提示
正常血压值范围。

知识链接

高血压危险分层

低度危险者是指单纯高血压患者，无胆固醇和血糖升高，无左心室肥厚、蛋白尿、脑动脉硬化等并发症。

中度危险者通常是指同时有血总胆固醇升高，伴有左心室肥厚、蛋白尿。这时患者必须坚持服药，改善生活方式，并且至少半年检查一次心脑肾等靶器官功能。

重度危险者指同时有血总胆固醇升高和患有糖尿病，并存在心衰、肾衰、心梗、心绞痛、脑梗、脑出血及短暂脑缺血发作等并发症。此时患者要在医生的指导下进行联合用药，必须坚持至少每3个月检查一次靶器官功能，以避免严重的心脑血管事件的发生。

（二）血糖仪选择和使用

血糖测量法是对血糖的定期检查。实施血糖测量可以更好地掌握糖尿病患者的血糖变化，对生活规律、饮食、运动及用药都有重要的指导意义。

1. 血糖仪的选择

（1）血糖仪的选择应遵循以下原则　①注意区分血糖仪的种类血糖仪按工作原理分为两大类：光化学法和电极法两大类。光化学法血糖仪稳定性，准确性较好；电极法血糖仪因为电极材质的不同，内置矫正系统的差异，价格和准确性、稳定性有较大差异，优点是这类血糖仪需血量少，测试结果快。②应注意性价比，包括试纸的价格。③应注意售后服务，试纸是否容易买到。④买血糖仪时，应仔细地阅读使用说明书，注意了解仪器特点和特殊要求，测试过程中如有疑问，应及时与商家沟通。

（2）血糖试纸的保存　血糖试纸放置于干燥、温度为10～40℃环境内，试纸不宜放置卫生间、厨房及冰箱内。每次取出试纸后，应立即盖密封盖；打开的新试纸尽量在三个月内用完；若可能，尽量选购有独立包装的血糖试纸。

知识链接

指尖血糖和静脉血糖值的区别

医院的生化仪测试静脉血糖有较严格的程序和质量控制标准，相对准确，故诊断糖尿病是以静脉血糖作为标准。便携式血糖仪因测出的血糖准确性欠佳，故测出的指尖血糖不能作为诊断糖尿病的依据。

2. 使用血糖仪测量血糖方法

（1）皮肤准备测试前　手指的皮肤准备用温水和皂液清洗手指或用乙醇棉签消毒，不宜采用含碘消毒剂如碘伏、碘酒消毒皮肤。

（2）采血　待局部皮肤干燥后，用采血针刺破指尖皮肤，从指根向指端（采血点）方向轻用力挤血，将血滴于血糖试纸上，用无菌干棉签擦去第一滴血，并将试纸插入血糖仪。

（3）读数　等待结果，读数并记录。

（4）结果判断　若检测结果保持在2.8～6.1 mmol/L之间，餐后2小时血糖在＜7.8 mmol/L，表明血糖控制良好。在日常生活中应注意避免低血糖（＜2.8 mmol/L）的发生。

考点提示

空腹血糖及餐后2小时的正常值范围。

3. 使用血糖仪注意事项

（1）血糖仪允许的工作的温度是10～40℃，湿度是20%～80%，过冷、过热、过湿均会影响其准确性。

（2）避免将仪器置于电磁场（如移动电话、微波炉等）附近。

（3）建议取血点在手指偏侧面，此处神经分布较少，痛感较轻。但不要太接近指甲边缘，因其不易消毒，不易挤血。取血点可在十指间轮换选取。取血前，下垂手臂，使手指血管充盈采血。挤压手指血时不宜用大力，否则挤出血浆，组织液占较大比例，影响其准确性。

（4）使用时不可触碰试纸条的测试区，并注意其有效期。

4. 血糖仪的保养和清洁　血糖仪应放置于干燥清洁处，室温下存放即可。应定期清洁和保养机器，清除血渍、布屑、灰尘等。清洁时，应用软布蘸清水擦拭，不宜将水渗入血糖仪内。

知识链接

糖化血红蛋白和血糖的区别

血糖是从食物中的碳水化合物分解而来的血液中的单糖，通常仅指葡萄糖。血糖测试的结果反映的是即刻的血糖水平。糖化血红蛋白测试通常可反映患者近 8 ~ 12 周的血糖控制情况。

（三）胰岛素笔的选择和使用

1. 胰岛素笔的选择　胰岛素注射笔中比较常用的有诺和笔和东宝笔，患者应根据具体情况选择适合自己使用的胰岛素注射笔。一般根据以下两种情况选择：①不同胰岛素注射笔均有配套的胰岛素，因此应有针对性选择胰岛素注射笔。②尽量选择使用寿命较长的胰岛素注射笔，对于需长期、多次注射胰岛素的患者来说，质量好的胰岛素注射笔更实用。

2. 胰岛素笔的使用

（1）胰岛素笔注射部位选择　①注射部位可选择上臂三角肌下缘外侧、大腿外侧、臀部外上侧和腹部（脐周 2.5 cm 以外）。不同部位吸收速度：腹部＞上臂＞大腿＞臀部。使用短效胰岛素或与中效胰岛素混合的胰岛素时，优先考虑的注射部位是腹部；对于中长效胰岛素，例如睡前注射的中效胰岛素，最合适的注射部位是臀部或大腿。局部运动会加快岛素的吸收，如果要参加锻炼，应避免在上臂和大腿上注射，以免发生运动后的低血糖。建议每天同一时间注射同一部位，如医生推荐每天早晨注射的部位是腹部，就应该一直选择在腹部注射，不要随意更换到其他部位。②定期轮换注射部位每周按左右轮换注射部位，例如大腿，可以一周打左边，一周打右边。轮换注射部位时，注意每次注射点应与上次注射点至少相距 1 厘米，同一个注射点，应间隔一个月以上。

（2）胰岛素笔的注射步骤　①准备乙醇棉签或棉球、注射针头、胰岛素笔。②检查胰岛素有效期、包装，如有沉淀、变色时不宜使用。③核对胰岛素类型，注意不能直接用注射器抽取笔芯中的胰岛素注射。④摇匀胰岛素笔使用前应先把笔放在手中上下摇动十次以上，观察药物呈均匀的云露状白色液体时，说明已充分混匀。⑤装针头消毒笔芯，待干燥后将针头对准笔芯旋紧针头。⑥排气针尖垂直向上，轻弹笔芯，使空气聚集到针头处，连续打 2 个单位胰岛素，直到针眼处有液体流出。⑦调剂量根据医嘱设定好注射剂量。⑧消毒再次检查注射部位，75% 乙醇消毒（直径大于 5 cm），等待消毒皮肤自然干燥；⑨注射垂直皮肤注射，按下推键直到按不动为止，"窗口"箭头指向"0"，继续按推键停留 10 秒以上。注射时，使用 6 mm 以下的针头，无需捏起皮肤；使用其他长度的针头，需捏起皮肤再注射；在四肢或脂肪较少的腹部进行注射时，需捏起皮肤；身体消瘦者注射时也需捏起皮肤再注射。⑩拔针按推键拔针，回套外针帽，卸下针头，将废弃的胰岛素笔针头集中放置，按规定处理。

3. 使用胰岛素笔注射的注意事项

（1）洗热水澡或按摩　可使胰岛素在注射后快速起效，因此注射胰岛素后、进餐前不宜洗澡，以防发生低血糖而出现意外。

（2）注射部位的更换　长期在同一部位反复注射可能会导致皮下脂肪营养不良，产生硬结或增生，故应有规律地轮换注射部位。两个注射点之间至少要相距 1 厘米。注射过的部位一般 1 个月后才能再次选用。

（3）定期检查注射部位　每次注射前应检查注射部位皮肤，判断并避开出现疼痛、皮肤凹陷、硬结、出血、瘀斑、红肿、疤痕、脂肪增生的地方。

（4）针头不可重复使用　重复使用针头易导致针头折断、针管堵塞、皮下脂肪增生、胰岛素注射剂量不准确。

（5）明确注射量　注射前要明确胰岛素的注射量（应根据医嘱确定量）。

> **考点提示**
>
> 胰岛素注射的注意事项。

（6）确定注射时间　超短效胰岛素类似物：餐前即刻；短效胰岛素：餐前半小时；长效胰岛素：每天的固定时间。

三、日常生活护理

（一）面部清洁

早晨起床后及临睡前，应协助生活不能自理的老年人清洁面部，以祛除汗液及皮肤上排泄出的废物。老年人皮肤逐渐干燥，油脂分泌减少，皮肤弹性下降，皱纹增加。应选用对皮肤刺激性小的中性香皂，水温按季节选用温热水。用松软的小毛巾，包住手指，依次从眼内眦部到外眦部、鼻部、面颊及口角、耳前后及颈部擦洗。清洁时勿使水流入耳内，用力大小以使患者感到舒适为宜。清洁后用少许护肤霜涂于面部，防止干燥。

（二）口腔清洁

1. 口腔清洁的目的及适应证　进食后，口腔内存留食物残渣易引起细菌繁殖，产生口臭，并影响老年人食欲。发热时口舌干燥、口腔唾液分泌减少，如不及时清洁口腔，食物残渣发酵，细菌繁殖会引起舌尖及齿龈炎。因此，当老年人高烧、不能进食、生活不能自理及昏迷的情况下，应进行口腔清洁，以保持口气清新，促进食欲，减少口腔炎等并发症。

2. 口腔清洁的方法

（1）摆体位　老年人可以半坐或仰卧位，头偏向一侧。口角旁垫小毛巾。

（2）观察　清洁前，观察老人口腔黏膜有无出血、牙龈肿胀、口唇干裂等现象。有活动性义齿的，应取下义齿进行清洁。

（3）湿润双唇　口唇干裂者先湿润口唇。

（4）擦拭牙齿　用压舌板或小勺柄撑起一侧颊部，用镊子夹棉球或用小牙刷，沾漱口液或牙膏擦洗口腔黏膜及牙齿。擦拭的顺序：让老人咬合上下牙齿，先擦洗对侧牙齿外面，纵向擦洗从白齿到门齿，同法擦洗近侧牙齿。擦洗完后，嘱老人张口，先擦洗对侧上面牙齿的内面及咬合面，从臼齿擦向门齿，同法再擦洗对侧下面牙齿。对侧擦洗完毕后，同法擦洗近侧上下牙齿。

（5）漱口 擦洗完毕，协助老人用吸水管吸入少量温开水或漱口液漱口。口唇干燥时涂甘油。常用漱口液（表6-3）有2%硼酸溶液或1：5000呋喃西林溶液。大量使用抗生素者，当发现口腔内有白色膜状物，多为真菌感染，可用2%碳酸氢钠或3%过氧化氢清洗口腔，并涂制霉菌素。

表6-3 口腔护理常用溶液

漱口液名称	作用
0.9%氯化钠溶液	清洁口腔，预防口腔感染
复方硼酸溶液	轻微抑菌，消除口臭
0.02%呋喃西林溶液	清洁口腔，广谱抗菌
1%~3%过氧化氢溶液	抗菌、防臭，适合厌氧菌感染
0.1%醋酸溶液	用于铜绿假单胞菌感染
2%~3%硼酸荣耀	酸性防腐剂，可抑菌
1%~4%碳酸氢钠溶液	碱性药物，用于真菌感染

3. 活动性义齿的保养 有义齿且生活能自理的老年人，在饭后应取义齿并认真清洗。取义齿时，先取上面再取下面。清洗义齿勿用热水，以免义齿变形；夜晚及不用时要取下义齿并妥善保管，取下的义齿应放冷开水中浸泡，不可用开水、消毒液浸泡，以免义齿变色、变形、老化。昏迷、神志不清时，必须取下义齿，防止活动义齿脱落，误入食道或气道。

（三）床上洗头

床上洗发可刺激头部血液循环，保持良好形象，适用于生活不能完全自理的老年人。

1. 床上洗头操作步骤

（1）准备用物 水桶或水盆及卧床洗头盆各1个、塑料单或防水垫1个，棉球2个。

（2）调节室温 室温最好调节至22~24 ℃。

（3）摆体位 将卧床洗头盆及塑料单或防水垫置于老人头下。老人去枕斜角仰卧于床上，耳内塞棉球防水入耳。

（4）调节水温 调节好水温在46 ℃左右，洗发前可以在老人手臂掌侧测试水温是否合适。

（5）洗发 用水罐将头发冲湿，水顺势流入水桶内。注意勿打湿床单，用洗发水充分揉搓头发，再用清水冲洗干净，洗完后擦干或电吹风吹干头发。

（6）梳头 整理头发吹干后，根据老年人喜好，帮助老年人梳好头发，特别是老年女性长发者，梳发时，遇头发打结，不可用力梳，应从发梢开始慢慢梳开。梳好头发后，整理好老年人衣服，盖好被子。

2. 床上洗头注意事项

（1）给老人洗头过程中，注意观察老人的面色、脉搏及呼吸，有异常时，要停止洗头，盖好被子。必要时要联系120送往医院。

（2）洗头前，注意调节好水温及室温，洗发结束及时擦干，避免老人受凉。

（3）洗发时间不可过长，避免老人劳累。

（4）洗发过程中，注意避免水流进眼睛及耳朵内，造成老人不适，甚至感染等并发症。

（5）身体极度虚弱的老人，不宜床上洗发。

（四）床上擦浴

沐浴可达到清洁肌肤、促进血液循环、减少感染、预防压疮的作用。当老年人身体情况不允许自行沐浴时，应给其进行床上擦浴。

1. 床上擦浴步骤

（1）环境准备　关闭门窗，避免对流风，调节室温至 22~24 ℃。

（2）调节水温　水温在 50 ℃以上（沐浴时水温在 43~46 ℃）。

（3）用物准备　浴巾、洗澡毛巾、脸盆、中性香皂、浴毯、干净衣裤。

（4）擦拭顺序　给老年人床上擦浴，应从上到下，依次擦洗脸、手臂、腋下、手掌、胸、乳房、腹部、腿、背、臀部、会阴部、脚。将毛巾折成方形包裹四指，在水盆中浸湿，挤水后依次擦拭患者身体各部位，擦干后立即盖好，防止老年人着凉。手脚可直接泡在水盆中清洗。如老人可自行改变体位，擦背时最好采取俯卧位。

（5）按摩　对骨突出部位常常受压处，要给予按摩。

（6）润滑　对皮肤皱褶处，在清洁擦干后可用油膏滋润，也可用爽身粉保持皮肤干燥。

2. 床上擦浴注意事项

（1）擦洗过程中应观察老年人的面色、脉搏及呼吸，有异常时，要停止洗头，盖好被子，必要时要联系 120 送往医院处理。

（2）擦洗过程中，应注意保持水温，及时更换热水。

（3）老人身体皱褶处，如腋窝、腹股沟处应擦洗干净。

（4）擦洗过程中，要动作轻柔、敏捷，时间不可过长，避免老年人劳累。

（5）擦洗过程中，注意观察老年人全身皮肤情况，如有红肿、水泡及破溃现象，应及时就医。

（五）会阴部卫生

老年人随着年龄的增长，机体组织渐趋老化，各器官的功能及抗病能力减退，易因尿液、粪便污染外阴引起感染，或从尿道口侵入引起尿路感染，故需加强外阴卫生保健。

1. 会阴部清洗步骤

（1）用物准备　会阴专用毛巾 1 个，会阴专用小盆 1 个。

（2）会阴清洗　将温水倒入专用盆中，用专用毛巾擦洗尿道口周围，女性患者随后擦洗阴道口，最后擦洗肛门周围。

（3）擦干　擦洗后，及时擦干，保持局部干燥。

2. 会阴部卫生指导

（1）养成良好卫生习惯　督促或协助老年人大小便后冲洗外阴，以保持外阴部清洁卫生。对大小便失禁者，污染的内裤要勤换、勤洗、勤晒，借助日光中紫外线消毒或用开水烫洗。

（2）及时治疗外阴瘙痒　老年人外阴发生瘙痒时，应及时就医，查明原因，并坚持必要的治疗。同时保持局部清洁，不使用对皮肤有刺激的药物、碱性大的肥皂及高锰酸钾液清洗外阴，以防加重皮肤干裂，必要时可用护肤油，保持皮肤滋润。

（3）避免外阴损伤　老年人应穿着宽大松软的内裤，衣缝应避开外阴部，以减少摩擦。不可热水洗烫或搔抓外阴，避免外阴部皮肤及阴道黏膜被烫伤或抓伤。

（六）外出安全

1. 老年人在身体状况许可的情况下，适当外出对身心健康有益。但应注意防止外出老年人迷失，可采取以下措施，保证老年人外出的安全。

2. 知晓老年人日常活动路线。家属或照护者应清楚老年人每日的日常活动路线。对于需要乘车外出的老年人，家属或照护者应专门教老年人熟悉常用的公交路线。

3. 减少老年人外出路线的复杂性。日常生活用品，尽量使用送货上门服务，以减少老年人外出路线的复杂性。老年人到夜晚可能会出现夜盲症，晚上尽量不让老年人单独外出。

4. 外出应有助行器。若在超市购物，需用助行器的老年人，不能用购物车代替助行器。

5. 佩戴身份识别卡或定位装置。老年人外出建议佩戴身份识别卡，内容包括姓名、家庭住址、家庭第一联系人姓名及电话。老年痴呆患者，应同时佩戴定位手表或手机，以防走失。

四、家庭消毒与隔离方法

消毒（disinfection）是切断传染病传播途径的重要措施。家庭消毒与隔离的目的是杀灭或减少病原微生物，在家庭范围内预防传染病的传播。

隔离（isolation）是切断传染病的传播途径，防止传染病蔓延的重要措施。传染患者原则上均应住院隔离治疗，减少与外界的联系。因条件所限，不能住院治疗者，在家庭中应采取相应的隔离措施，消毒的对象是患者接触过的物品、排泄物等。

（一）家庭中常用消毒方法

家庭中常用消毒方法有日光消毒、紫外线消毒、煮沸消毒、蒸汽消毒、化学消毒。当家中有传染患者时，应随时消毒。当患者治愈或转移、死亡、痊愈，均需进行终末消毒。选择物理消毒法还是化学消毒法，主要取决于病原体的抵抗力、被消毒物品的性质和当时的条件，正确选择消毒方法以达到消毒效果。

1. 光照消毒　利用日光热、干燥作用和日光中的紫外线，达到杀灭病原微生物的目的。用于不宜蒸、烫、药物浸泡的物品，如被褥、棉衣、皮衣、毛毯等，在日光照射下可杀灭如痢疾、伤寒、结核杆菌和某些病毒。日光消毒的物品要清洁干燥，放在日光下直接照射6小时，在日光强的中午前、后效果最佳，晒的物品应定时翻动，使物品的各个面都受到照射。

2. 煮沸消毒　是家庭中常用的消毒方法，既简单、又有效。适于煮沸消毒的物品主要有搪瓷、金属、玻璃、橡胶类、餐具等物品。消毒前，应将物品洗净，易损坏的物品可用纱布包好再放入水中，以免沸腾时，物品相互碰撞。不透水的碗盘等应垂直放置，以利于水的流动。水面应高于物品3厘米。多数细菌在60~70℃热水中30分钟可死亡，肝炎病毒在沸水中15分钟以上能灭活。在水中加入少量碳酸氢钠，配成1%~2%浓度的碳酸氢钠溶液时，水的沸点可以达到105℃，能帮助溶解油脂、增强消毒效果及防锈。煮沸消毒时，应从水沸开始计时，中途如果添加物品，应重新计时。

3. 蒸汽消毒　家庭中用普通蒸锅进行蒸汽消毒，常用于不怕受热的、耐潮湿的金属、玻璃、棉织品的消毒，消毒时间从水费产生大量蒸汽开始计时5~10分钟，对于餐具的消毒效果较好。

4. 化学消毒 应用化学消毒剂使病原微生物蛋白质凝固变性而达到灭活，是家庭广泛使用的消毒方法。化学消毒剂常用的有漂白粉、新洁尔灭、洗必泰、来苏儿、过氧乙酸、甲醛、乳酸、高锰酸钾等。用化学药品时必须按消毒有效浓度比例配制，药品要妥善保管，初次使用应有医务人员指导。消毒液应充分与被消毒物接触。消毒痰液时，使用量为被消毒物 1 倍，并搅拌。消毒门、墙、地面，必须全部湿润。用气体熏蒸时，要把消毒物充分暴露。掌握规定的消毒时间和浓度（表 6-4、6-5）。

表 6-4　各种物品消毒方法

消毒物	性质	消毒方法	备注
衣物	棉织品	煮沸 10~30 分钟 来苏水浸泡 2 小时（3%~5%） 日光下暴晒 4~6 小时	消毒前要清除污垢
	丝、毛	福尔马林加热蒸发（12.5~50 ml/m³）	10~24 小时
餐具	不锈钢	煮沸 10~15 分钟 蒸 20 分钟 0.5%~1% 过氧乙酸浸泡 30 分钟 有效氯浸泡 30 分钟	塑料不宜煮，金属不宜泡
家具	木质	用 3%~5% 来苏儿液擦拭 用消毒清洗液擦拭 用 0.2% 过氧乙酸液擦拭	金属、油漆家具不宜
墙壁 地面		用有效氯擦洗 有 0.2% 过氧乙酸液喷洒	
空气 （室内）		通风 30 分钟 用 0.5%~1% 有效氯喷雾关门窗 1 小时 艾叶熏 30 分钟	
粪便尿液		生石灰 10%~20% 漂白粉上清液，2 倍量，作用 2~6 小时	
便器		用 1% 漂白粉上清液浸泡 30~60 分钟 用 0.2% 过氧乙酸浸泡 30~60 分钟	
书籍钱币		福尔马林熏蒸 日光暴晒	
废弃物		焚烧	

表 6-5　常见传染病隔离观察期

病名	潜伏期		隔离期	接触者观察
	常见	最短-长		
细菌性痢疾	2~4 天	数小时~7 日	症状消失后或两次大便培养阴性	观察一周
甲肝	3~4 周	15~40 天	不少于 30 天	观察 40 天
乙肝	100 天	60~150 天	不少于 30 天	观察半年
流感	1~2 天	数小时~3 天	退热后 2 天	流行时集体检疫
狂犬病	30~60 天	10 天~10 年	病程中隔离	被咬者预防接种

（二）家庭中常用的隔离方法

隔离的目的，是为了切断传染病的传播途径，防止传染病的继续传播。当家里有人患传染病时，搞好家庭隔离是预防传染病的重要措施。家庭隔离常用方法如下。

1. 居住隔离　适用于接触传播或空气传播的疾病，例如甲流、麻疹等呼吸道传染病患者。使感染者单独居住一个房间，除了照顾患者的人以外，其他人一概不得出入。如果条件不允许，也应当分床分被。

2. 用具隔离　患者所使用的餐具、衣服、被褥、毛巾、脸盆、水杯等生活用品分开使用，单独保管，单独洗涤。主要适用于消化道传染病如痢疾、伤害、肝炎等患者。

3. 生活隔离　不吃患者剩下的食物，不接触患者和患者使用过的物品，一旦接触，要彻底清洗，同时叮嘱患者不要随地吐痰，不面对他人打喷嚏或咳嗽，不把自己吃剩的东西给他人。

4. 昆虫隔离　一些疾病通过昆虫叮咬而传播，对于此类疾病，应当注意除灭这类昆虫，切断传播途径，防止疾病的传播。如流行性乙型脑炎、流行性出血热、疟疾、斑疹伤寒等可以透过蚊子、臭虫、跳蚤、虱子叮咬后传播。

（三）家庭消毒隔离的注意事项

1. 要保持家庭环境清洁，减少感染性疾病，居室应保持空气流通和干爽，特别是洗手间等潮湿的地方容易滋生细菌。室内应定期通风，每次通风时间 30 分钟。

2. 家庭成员应勤洗手，每次洗手要用肥皂仔细清洗 10 秒以上，以增强杀菌效果。

3. 消毒时，要对经常接触的物品加强消毒，如门把手、电话、水龙头开关等。

4. 家中用餐、小朋友玩耍及卧室等地方，很容易滋生细菌，应将各种接触面彻底消毒。

5. 家中如果有毛绒玩具，应经常清洗，并用稀释的消毒液消毒，以免细菌大量繁殖。

6. 选购消毒用品时，应先注意浓度、杀菌效果、安全性及对人体可能造成的影响。使用时，应注意稀释的正确浓度，过浓的消毒液刺激皮肤，也会对肝脏造成损伤。对于敏感体质的人来说，也可能造成过敏。

7. 煮沸消毒和蒸汽消毒时，应注意避免烫伤。

8. 选购的化学消毒剂，应定期更换，并放置于儿童或意识障碍老年人接触不到的地方，以免发生意外。

9. 家庭中负责照护传染病老年患者，每次进房间前应穿遮盖服，戴口罩帽子，出来时脱下遮盖服。遮盖服应能完全盖住里面的衣服。

10. 患传染病老年人用过的物品应经过消毒处理后，方可带出房间。

11. 老人的一切生活用品及食物都应单独使用，并且用物分开清洗和消毒。

实训情境设计

【实训目的】

1. 掌握老年人居住环境的布置要点。

2. 学会老年人的清洁护理技能；生命体征的测量；血糖仪和胰岛素笔的选择和使用方法；家庭消毒隔离方法。

【实训场景设计】

王婆婆，80 岁，患有糖尿病及高血压，生活部分自理，居住在女儿家。

【实训场景一】请模拟社区护理人员家庭访视，观察并指导居家环境布局。

【实训场景二】请模拟协助王婆婆床上擦浴、洗头的过程。注意操作顺序及保护老年人安全，避免着凉，保护床铺不被打湿。

【实训场景三】模拟根据患者和家属需求，教会其以下操作。

1. 正确的生命体征测量方法。

2. 血糖仪的选择和使用方法。

3. 胰岛素注射的方法。

4. 胰岛素注射部位的更换方法。

【实训场景四】请模拟流感爆发期间，家人患了流感，如何进行隔离，防止流感在家庭内的传播。

【实训要点提示】

1. 情景模拟越贴近现实，表演者越进入角色，效果越好。

2. 不仅要求同学们能熟练各项操作，还应能够进行详细的健康指导。

3. 各场景的处理和操作应具有实用性，适宜在居家环境中进行。

（张雪霞）

第三节　现代老年人的家庭康复护理技术

故事点睛

旁白：刘奶奶，79岁，有高血压、糖尿病史三十余年，因脑卒中致右侧肢体偏瘫十余年。刘奶奶的女儿去社区康复科咨询如何进行偏瘫老人的康复护理，社区护士小李接待了她，并给予了相应的指导。

人物：由两名学生分别担任故事人物，进行即兴表演。

请问：

1. 如何对进行康复护理？

2. 家庭环境下护理偏瘫老人，应该注意什么？

一、偏瘫老人的康复护理技术

（一）偏瘫老人的体位摆放

软瘫期指发病1~3周内（脑出血2~3周，脑梗死1周左右），患者意识清楚或轻度意识障碍，生命体征平稳，但患肢肌力、肌张力均很低，腱反射也低，在不影响临床抢救，不造成病情恶化的前提下，康复护理措施应尽早介入。早期介入的目的是预防并发症以及继发性损害，同时为下一步功能训练作准备。一般每2小时更换一次良肢位以防产生压疮、肺部感染及痉挛模式（偏瘫患者的典型痉挛模式表现为上肢的肩下沉、后缩，肘关节屈曲，前臂旋前，腕关节掌屈，手指屈曲，下肢的外旋，髋膝关节伸直，足下垂内翻）。

1. 良肢位摆放　是指为防止或对抗痉挛姿势的出现，保护肩关节、防止半脱位，防止骨盆后倾和髋关节外展、外旋、早期诱发分离运动而设计的一种治疗体位。它是早期抗痉挛治疗的重要措施之一。偏瘫患者典型的痉挛姿势表现：上肢为肩下沉后缩、肘关节屈曲、前臂旋前、腕关节掌屈、手指屈曲；下肢外旋，髋膝关节伸直、足下垂内翻。早期注意保持床上的正确体位，有助于预防或减轻上述痉挛姿势的出现和加重。具体选用以下体位交替使用：患侧卧位、健侧卧位和仰卧位。其中患侧卧位可增加对患侧知觉刺激输入，并使整个患侧肢体被拉长，从而减少痉挛。三种体位的具体摆放方法如下。

（1）患侧卧位　即患侧肢体在下方，健侧肢体在上方的侧卧位。患侧卧位对偏瘫患者的康复来说是最重要的体位，又称第一体位或首选体位。该体位可以伸展患侧肢体、减轻或缓解痉挛，使瘫痪侧关节韧带受到一定压力，促进本体感觉的输入，同时利于自由活动健侧肢体。取患侧卧位时，患者的头下给予合适高度（一般为 10 ~ 12 cm）的软枕，躯干稍向后旋转，后背用枕头支撑。患臂前伸，前臂外旋，将患肩拉出以避免受压和后缩；手指伸展，掌心向上，手中不应放置任何东西，以免诱发抓握反射而强化患侧手的屈曲痉挛。患侧髋关节略后伸，膝关节略屈曲，放置舒适位，患侧踝关节应置于屈曲 90°位，防止足下垂的发生。健侧上肢放在身上或身后的软枕上，避免放在身前，以免因带动整个躯干向前而引起患侧肩胛骨后缩。健侧下肢充分屈髋屈膝，腿下放一软枕支撑（图 6-1）。

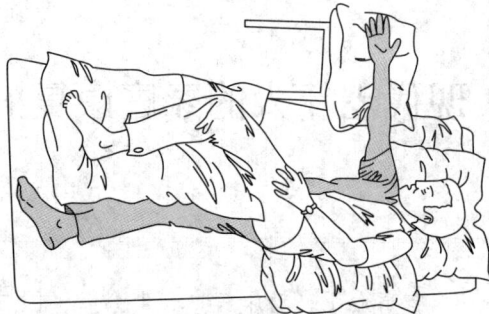

图 6-1　患侧卧位

（2）健侧卧位　即健侧肢体在下方，患侧肢体在上方的侧卧位。此体位避免了患侧肩关节的直接受压，减少了患侧肩关节的损伤，但是限制了健侧肢体的主动活动。取健侧卧位时，患者的头下给予合适的软枕，胸前放一软枕。患肩充分前伸，患侧肘关节伸展，腕、指关节伸展放在枕上，掌心向下。患侧髋关节和膝关节尽量前屈 90°，置于体前另一软枕上，注意患侧踝关节不能内翻悬在软枕边缘，以防造成足内翻下垂。健侧肢体自然放置（图 6-2）。

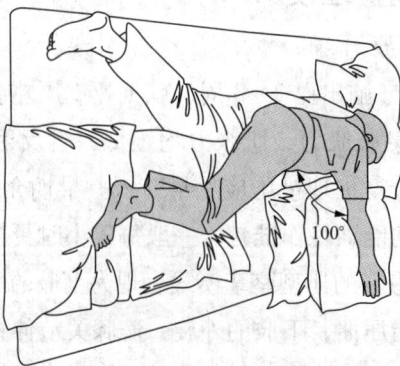

图 6-2　健侧卧位

（3）仰卧位　即面朝上的卧位。这种体位容易受紧张性颈反射的影响，极易激发异常反射活动，从而强化了患者上肢的屈肌痉挛和下肢的伸肌痉挛。因此应尽量缩短仰卧位的时间或与其他体位交替使用（图6-3）。

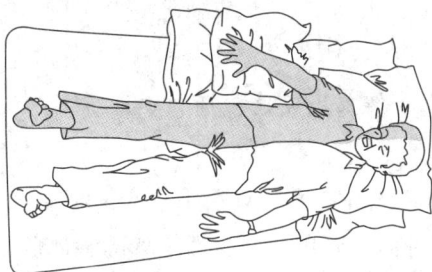

图6-3　仰卧位

仰卧位时，患者使用的软枕不宜太高，以防因曲颈而强化了患者的痉挛模式。患侧肩下垫一厚软垫，使肩部上抬外展，以防肩胛骨向后挛缩，患侧上臂外旋稍外展，肘、腕关节伸直，手指伸直并分开，整个患侧上肢放置于枕头上，防止上肢内收。患侧髋下放枕头，使髋向内旋，患侧臀部、大腿外侧下放枕头，其长度要足以支撑整个大腿外侧，以防下肢外旋，膝关节稍垫起使微屈并向内。足底不放任何东西，以防止增加不必要的伸肌模式的反射活动。

> **考点提示**
> 偏瘫老人的体位摆放。

2. 体位移动训练　为了预防压疮和肺部感染，应尽早使患者学会向两侧翻身。另外，由于仰卧位会强化伸肌优势，健侧卧位会强化患侧屈肌优势，患侧卧位会强化患侧伸肌优势，不断变换体位可使肢体的伸屈张力达到平衡，预防痉挛模式出现。一般2小时变换体位一次。脑卒中患者变换体位或者做训练时，握手的方法应用Bobath握手，即双手手指叉握，患手大拇指置于健侧拇指之上。

（1）被动向健侧翻身训练　先旋转上半部躯干，再旋转下半部躯干。家属一手放在患者颈部下方，另一手放在患侧肩胛骨周围，将患者头部及上半部躯干转呈侧卧位，然后一只手放在患侧骨盆将其转向前方，另一手放在患侧膝关节后方，将患侧下肢旋转并摆放于自然半屈位。

（2）被动向患侧翻身训练　家属先将患侧上肢放置于外展90°的位置，再让患者自行将身体转向患侧，若患者处于昏迷状态或体力较差时，则可采用向健侧翻身的方法帮助患者翻身。

（3）主动向健侧翻身训练　患者仰卧位，双手交叉，患侧拇指置于健侧拇指之上，屈膝，健腿插入患腿下方。交叉双手伸直向上方，做左右侧方摆动，借助摆动的惯性或家属在患侧肩部给予支持，使双上肢和躯干一起翻向健侧。

（4）主动向患侧翻身训练　患者仰卧位，双手手指交叉在一起，上肢伸展，健侧下肢屈曲。两上肢左右侧向摆动，当摆向患侧时，顺势将身体翻向患侧。

（5）桥式运动训练　仰卧位，屈曲膝关节，足支撑在床上。将臀部从床上抬起，并保持骨盆呈水平位；家属一只手向下压住患者的膝部，另一只手轻拍患者的臀部，帮助其抬臀、伸髋（双桥运动）。随着控制能力的增加，可以逐渐加大难度，如将健足从治疗床上抬起，或将健腿置于患腿上，以患腿单独完成桥式运动（单搭桥运动）。此法可以缓解躯干及下肢的痉挛；促进下肢的正常运动，训练腰部的控制能力，从而提高床上生活自理能力，如置便器、穿脱裤子等。

3. 站立行走训练

（1）立位训练　为行走训练作准备。包括起立训练、站位平衡训练和患侧下肢支撑训练。

起立训练：患者双足分开约一脚宽，双手手指交叉，上肢伸展前伸，双腿均匀持重，慢慢站起，此时家属站在患者面前，用双膝支撑患者的患侧膝部，双手置于患者臀部两侧帮助患者重心前移，伸展髋关节并挺直躯干，坐下时动作相反。要注意防止仅用健腿支撑站起的现象。

站位平衡训练：静态站位平衡训练是在患者站起后，让患者松开双手，上肢垂于体侧，家属逐渐除去支撑，让患者保持站位，注意站位时不能有膝过伸。患者能独立保持静态站位后，让患者重心逐渐移向患侧，训练患腿的持重能力。同时让患者双手交叉（或仅用健侧上肢）伸向各个方向，并伴随躯干（重心）的相应摆动，训练自动态站位平衡。如患者在受到突发外力的推拉时仍能保持平衡，说明已达到被动态站位平衡。

患侧下肢支撑训练：当患侧下肢负重能力提高后，就可以开始进行患侧单腿站立训练。患者站立位，身体重心移向患侧，健手可握一固定扶手做保护，健足放在家属腿上。为避免患侧膝关节过度伸展，用手帮助膝关节保持屈曲15°左右。随着患侧下肢负重能力的提高，可用另一手握住患者健足，使之向下踩的力量减弱，进而使患侧下肢负重能力逐渐接近单足站立平衡能力。

（2）步行训练　当患者达到自动动态平衡后，患腿持重达体重的一半以上，且可向前迈步时，才可开始步行训练。

步行前准备：先练习扶持站立位，接着进行患腿前后摆动、踏步、屈膝、伸髋等活动，以及患腿负重，双腿交替前后迈步和进一步训练患腿平衡。

扶持步行：家属站在偏瘫侧，一手握住患手，掌心向前；另一手从患侧腋下穿出置于胸前，手背靠在胸前处，与患者一起缓慢向前步行，训练时要按照正确的步行动作行走或平行杠内步行，然后由扶杖步行到徒手步行。

改善步态训练：步行训练早期常有膝过伸和膝打软（膝突然屈曲）的现象，应进行有针对性的膝控制训练。如出现侧骨盆上提的画圈步态，说明膝屈曲和踝背屈差，应重点训练。

复杂步态训练：如高抬腿步、直线绕圈走、换方向越障碍等各种速度和节律地步行以及训练步行耐力，增加下肢力量（如上斜坡），训练步行稳定性（如在窄步道上步行）和协调性（如踏固定自行车）。

4. 日常生活动作训练　目的是争取生活自理，并可进行必要的家务和户外活动等。早期即可开始持之以恒的日常生活动作训练，争取能自理生活，从而提高患者生活质量。训练内容包括进食方法、个人卫生、穿脱衣裤鞋袜、转移活动、洗澡等。为完成日常生活活动能力训练，可选用一些适用的装置，如便于进食的特殊器皿、改装的牙刷、各种形式的器皿及便于穿脱的衣服。

知识链接

ADL 评估（日常生活能力评估）

日常生活活动能力（activities of daily living, ADL）最早是由 Dearier 在 1945 年提出的。当时是指躯体损伤后，为满足日常生活活动所需要的一种最基本、最具有共同性的生活能力，包括洗漱、穿衣、进食、大小便控制、洗澡和行走等。随着时代的发展，这种狭义的 ADL 已被更广泛的意义所替代，它反映了人们在家庭、医疗机构及社区中最基本的生活能力，因而是康复医学中最基本和最重要的内容之一。

（1）进食训练　患者进食时，应尽量选择适应于其功能状态的餐具和姿势进行训练。在病情允许的情况下，应尽量采取坐位进食。抓握餐具时，开始可抓握木条或橡皮，继之用匙，丧失抓握能力的患者、协调性差或关节活动受限的患者常无法使用普通餐具，可将餐具改良或加以固定，如将碗固定在桌子上，使用防洒碗，长把可调角度的勺、叉等。食物及用具放在方便使用的位置上，如患者为视空间失认、全盲的情况，则食物要按固定方向摆放，如顺时针摆放。

（2）更衣训练　必须在患者掌握坐位平衡的条件下进行。偏瘫患者穿衣时先穿患肢，脱衣时先脱健肢；双上肢功能障碍者，需要他人给予一定的协助；对穿戴假肢的患者注意配合假肢穿戴。下面以偏瘫患者为例说明穿脱衣服的方法。①穿脱上衣：穿脱衣服时遵循患侧先穿后脱，健侧先脱后穿的原则，穿衣时先用健侧手找到衣领，将衣领朝前平铺在双膝上，将患侧袖子垂直于双腿之间，患手伸入袖内，将衣领拉到肩上。健侧手转到身后将另一侧衣袖拉到健侧斜上方，穿入健侧上肢。脱衣时先脱健侧手，再脱患侧手。②穿脱裤子：穿裤子时应将患腿屈膝、屈髋放于健腿上，套上裤腿、放下患腿，健腿穿裤腿，拉至膝以上，站起拉至腰部，再行整理。脱裤子的动作与之相反，先脱健侧，再脱患侧。

（3）个人卫生训练　包括一系列动作，包括：①洗漱活动，即移到洗漱处、开关水龙头、刷牙、洗脸等。拧毛巾时，可将毛巾绕在水龙头上或患侧前臂上，用健手将其拧干；旋牙膏时，可借助身体固定，如用两膝夹住牙膏体，用健手将盖旋开。②排便活动，即移至厕所，完成如厕排便活动；③入浴活动，即移至浴室、完成入浴的全过程、移出浴室等。

根据患者残疾情况，尽量训练其独立完成个人卫生活动。偏瘫者可先训练用健手代替患手操作，再训练患手，健手辅助，或尽量只用患手操作。可设计辅助器具如改良的牙刷和用长柄弯头的海绵球帮助清洗身体远端和背部等。

二、老年人骨折后（骨折中后期）的家庭护理

（一）功能锻炼的原则和方法

1. 骨折愈合中期（骨折后 3 ~ 8 周）　此期上肢肿胀逐渐消退，疼痛减轻，骨折断端有纤维连接，并逐渐形成骨痂，骨折处日趋稳定。本期进行康复训练目的是促进骨痂的形成，逐渐增加关节活动范围，增加肌肉力量。提高肢体活动能力，改善日常生活活动能力，尽可能恢复部分工作能力。动能锻炼方法包括关节活动度训练、肌力训练，辅以物理治疗

（红外线、蜡疗等），同时进行日常生活活动能力训练及工作能力训练。

2. 骨折愈合后期（骨折后8～12周）　此期骨性骨已逐步形成，骨骼有了一定的支撑力，但仍可能存在关节活动范围受限、肌肉萎缩等问题。本期训练的目的是消除残存肿胀、进一步减轻瘢痕挛缩、粘连、最大限度恢复关节活动范围、增加肌力、恢复肢体功能，使老人的日常生活活动能力接近正常。锻炼的方法包括肌力训练、关节活动度训练（关节主动运动、主动助力运动、被动运动）、负重练习及步态训练以及日常生活活动能力训练。

> **考点提示**
>
> 　骨折后的功能锻炼的原则和方法。

（二）饮食调节

绝大部分骨折后的老人会食欲下降，易便秘，所以需给予易消化的食物，鼓励多吃蔬菜和水果。老年人常伴有骨质疏松，骨折后也易引起废用性骨质疏松，宜给予高钙饮食，必要时补充维生素D和钙剂，甚至接受专业的骨质疏松用药。适量的高蛋白、高热量饮食有助于骨折后愈合和软组织修复。骨折后老人体内的锌、铁、锰等微量元素的血清浓度均明显降低，动物肝脏、海产品、黄豆、蘑菇等含锌较多；动物肝脏、鸡蛋、豆类、绿叶蔬菜等含铁较多；麦片、芥菜、蛋黄等含锰较多，可给予适当补充。

（三）肺部并发症的预防与护理

长期卧床的患者，尤其是老年人及骨折较严重者易并发坠积性肺炎，可每1～2小时翻身叩背一次，必要时可使用气垫床。也可通过呼吸训练和背部叩击排痰训练手法来预防。

三、老年人造瘘口术后的家庭护理

（一）造瘘口种类

造瘘术目前常见的有活瓣管式胃造瘘术、耻骨上膀胱造瘘术、回肠双口式造瘘术、回肠单口式造瘘术、盲肠造瘘术、横结肠造瘘术、肾盂造瘘术和肾造瘘术、胆囊造瘘术、空肠造瘘术等。

1. 根据造口的功能分类　可分为输入式造口和排放式造口。

2. 根据造口的部位分类　可分为结肠造口、回肠造口和尿路造口。

3. 根据造口的用途分类　可分为暂时性造口和永久性造口。

4. 根据造口的方式分类　可分为端式造口和襻式造口。

（二）护理原则

术后患者常有焦虑、抑郁、自卑等心理，应与患者进行良好的沟通，一方面要细心、耐心，深入了解患者的心理状态，安慰、支持和鼓励患者；另一方面要和家属一起多关心、鼓励老年人，使老年人尽早动手学习肠造口的护理方法，促进其心理健康，提高重返社会的信心。

1. 造口护理观察　造口有无异常，结肠造口一般于术后2～3天，待肠蠕动恢复开放，造口开放前应用凡士林或生理盐水纱布外敷结肠造口，敷料渗湿后应及时更换，防止感染。观察肠段有无回缩、出血、坏死等现象。造口开放当日用0.9%生理盐水溶液清洗造口，保护腹壁切口。造口开放后，即开始扩张，戴上手套，用示指涂以石蜡油，缓慢插入造口至2～3指的关节处，在造口内停留3～5分钟，开始时每日1次，7～10天后改为隔日1次。

2. 造口周围皮肤护理 由于造口周围皮肤长期受粪便和肠液的刺激而导致周围皮肤糜烂或溃疡，若不及时采取措施加以预防和处理，会带来严重的不良后果。指导患者用纱布或棉球以温开水清洗造口周围皮肤，由内向外擦，再彻底擦干，不要使用碱性肥皂或任何消毒剂，这些会使皮肤干燥，容易损伤，清洁完后还可以在造口周围涂以氧化锌油加以保护，可有效防止造口周围皮肤病的发生。

3. 正确选择造口袋 根据患者的造口情况、个人喜好、经济状况来选择不同类型的造口袋，并告知患者当造口袋满1/3时应及时倾倒。

4. 饮食护理 起初饮食以清淡、易消化、高营养为主，后逐步过渡到正常饮食；少使用易生成恶臭气味的食物，如洋葱、蒜苗；尽量不使用辛辣、酸、酒等刺激性食物。

5. 衣着指导 嘱患者衣服要柔软、舒适，避免穿紧身衣裤，以免压迫、摩擦造口，影响血液循环。

6. 工作与运动指导 一般手术后半年即可恢复工作，但避免重体力活和撞击类运动，如踢球、剧烈的健身，以免形成造口旁疝或造口脱垂等，可参加正常的社交活动，但需随身携带常用的止泻药或抗生素。

7. 日常沐浴指导 水对造口无害处，以淋浴方式清洗造口及全身皮肤。

> 📚 **考点提示**
>
> 造瘘口的护理措施。

四、老年人家庭常用仪器设备的选择和使用

（一）老年人家庭常用辅助器具的选择和使用

1. 助行器 辅助人体支撑体重，保持平衡和行走的工具称之为助行器。主要用于行走不稳，下肢缩短或一侧下肢不能支撑或步不平衡的患者。临床常用的助行器有手杖、拐杖和步行器。

（1）手杖 为单手扶持帮助行走的工具。根据结构和功能，可分为单足手杖、多足手杖、直手杖、可调式手杖、带坐式手杖、多功能手杖及盲人用手杖等。单足手杖一般采用木材或铝合金制成。适用于握力好、上肢支撑能力强的患者，如偏瘫患者的健侧使用等。多足手杖包括三足或四足，支撑面较广而且稳定，多用于平衡能力及肌力差、使用单足手杖不够安全的患者。

（2）拐杖 是靠前臂或肘关节扶持帮助行走的工具。有普通木拐杖、折叠式拐杖、前臂杖、腋杖和平台杖等。前臂杖也称之为洛氏杖，可单用也可双用，适用于握力较差、前臂力量较弱但又不必使用腋杖者。腋杖较稳定，适用于截瘫或外伤严重的患者，包括固定式和可调式两种。平台杖又称为类风湿拐，主要将前臂固定在平台式前臂托上。用于手关节严重损害的类风湿患者或手有严重损伤不能负重者，由前臂负重。

确定腋杖长度的方法是：身长减去41 cm 的长度即为腋杖的长度。站立时大转子的高度即为把手的位置，也是手杖的长度及把手的位置。或让患者站立，肘关节屈曲25°至30°，腕关节背伸，小趾前外侧15 cm 处至背伸手掌面的距离即为手杖的长度。

（3）步行器 主要用来辅助下肢功能障碍者，如偏瘫、截瘫、截肢、全髋置换术后等患者。主要有保持平衡、支持体重和增强上肢伸肌肌力的作用。常见的有框架式（两轮、三轮、四轮式）、截瘫行走器等。

框架式助行器：是种铝合金材料制成的前面和左右两侧的三边形结构框架。有些带脚

轮。患者两手扶持左右两侧，立于框架当中。步行器可支撑体重便于患者站立和行走，其支撑面积大，故稳定性好。

截瘫助行器：根据患者截瘫的具体情况制作配制。当患者重心转移时，在位于大腿矫形器内侧的互动铰链装置的作用下，瘫痪肢体能够前后移动。适用于 T10 或 T10 以下完全截瘫或部分高位不完全性截瘫患者。

（4）轮椅　适用于脊髓损伤、下肢伤残、颅脑损伤、脑卒中偏瘫、骨关节疾病、年老体弱患者。

1）种类　根据不同残损部位及残留功能选择，轮椅分为普通轮椅、电动轮椅和特殊轮椅。特殊轮椅根据不同的需要又分为站立式轮椅、躺轮椅、单侧驱动式轮椅、电动式轮椅和竞技式轮椅。

2）选择指标　根据不同患者残损的程度及保留的功能，轮椅选择及要求应注意以下几个方面。①座位宽度。测量坐下时两股之间的距离，再加上 5 cm，即是座位的最佳宽度。坐下后两边各有 2.5 cm 的空隙。②座位长度。测量坐下时后臀部至小腿腓肠肌之间的距离，并减去 6.5 cm。③座位高度。测量坐下时足跟至腘窝的距离，再加上 4 cm；在放置脚踏板时，板面至少离地 5 cm。④座垫。为预防压疮，可在靠背和座位上放置座垫。⑤靠背高度。靠背越高，越稳定；靠背越低上身及上肢的活动就越大。低靠背是测量坐面至腋窝的距离，将结果减去 10 cm；高靠背是测量坐面至肩部或后枕部的实际高度。⑥扶手高度。坐下时，上臂垂直，前臂平放于扶手上，测量椅面至前臂下缘的高度加上 2.5 cm。⑦其他辅助件。为满足特殊患者需要而设计，如增加手柄摩擦面，车闸延伸，防震装置，扶手安装臂托及轮椅桌，方便患者吃饭、写字等。

3）轮椅的使用　①从床移到轮椅。将轮椅置于患者的健侧，与床呈 30°～45°角，轮椅面向床尾，关好刹掣。偏瘫患者用健手将患肢放置腹部，健腿放置患腿膝部之下，并移至床旁，健手抓住床栏坐起，将双腿移至床沿下；也可在床上系带，用健手拉带坐起。坐稳后，抓住床扶手，以健手支撑身体，将身体大部分重量落在健腿上，健手放在轮椅远侧扶手上，以健腿为轴心旋转身体坐在轮椅上。调整位置，用健侧足抬起患侧足，用健手将患腿放在脚踏板上，松开刹掣，轮椅后退离床。②从轮椅移到床上。轮椅朝向床头，关好刹掣，患者用健手提起患足，将脚踏板移向一边，躯干向前倾斜并向下撑而移至轮椅前缘，双足下垂，使健侧足略后于患足。抓住床扶手，身体前移，用健侧上、下肢支持体重而站立，转身坐到床边，推开轮椅，将双足收回床上。③轮椅便器之间的转移。便器一般高于地面 50 cm。厕座的两侧必须安装扶手先将轮椅靠近厕座，关好杀掣，足离开足踏并将足踏板旋开，解开裤子，用健手扶轮椅扶手站起，然后握住墙壁上的扶手，转身坐在便器上注意的是使用方法应由患者自己选定，尽量发挥患者的功能；反复练习，循序渐进，多练习肢体的柔韧性和力量；注意保护，以防意外。

（二）家庭制氧机的选择与使用

家庭制氧机使用方便，移动轻巧，适合广大保健者使用。家庭制氧机一般都采用分子筛制氧原理，所以分子筛的吸附性能及使用寿命十分重要，并且其安装工艺也是非常关键，购买时应该选择金属一体化结构，并带有分子筛自动预警装填的制氧机。对于患有呼吸道、心血管疾病的老年人而言，家庭制氧机性能要求更高，购买时应选择能够达到标准医疗指标，长时间持续供氧标准的机器。根据 FDA 的相关研究，一般用户需要的氧气量相当于

90% 浓度时每分钟 3 升，建议选择大流量机器为主。同时，可以考虑具备累计计时功能。它可以统计氧气机的使用寿命，以便为日后长期保养维修和服务提供客观的准确数据。国际标准要求制氧机配备累计计时器，这也是产品质量优劣的体现，好的制氧机使用寿命要能保证上万小时。

使用方法：把主机悬挂在室外，装上采气过滤器；按需要在墙上或支撑物上钉上供氧器插扣板，然后挂上供氧器；用输氧管连接供氧器出氧接口，把供氧器的 12 V 电源线与主机的 12 V 电源线连接；把主机的 220 V 电源线插入墙上插座，供氧器红灯亮。在湿化杯内加纯净水至指定位置，再把它装到供氧器出氧口上。将输氧管接到湿化杯出氧口上。按下供氧器启动按钮，绿色指示灯亮，制氧机开始进入工作状态。调节氧流量，插好鼻导管或戴好面罩吸氧。

（三）家庭雾化仪的选择和使用

家庭雾化仪是指面向家庭或个人，尤其是自身免疫力差，容易受空气污染影响而引发呼吸道疾病的老年人，无须奔波医院，而是直接在家或是随身携带即可自行使用雾化治疗的仪器。目前应用于家庭雾化治疗领域的雾化仪，从原理类型角度，主要分三种，一是压缩式雾化仪，二是超声式雾化仪，三是网式雾化仪。其中，网式雾化仪兼具压缩式和超声式雾化仪的优点，且体积最小，便于携带，操作时完全静音。

1. 家庭雾化仪的选购　在选购雾化器时，重点关注以下 5 个因素。

（1）雾化颗粒细　小于 5 μm 的雾化颗粒所占比例要超过 50% 以上，这个比例越大，药物吸收效果越好。

（2）工作噪声一般　性能差的压缩雾化器噪声可达 80 分贝，而质量好的压缩雾化器噪声一般都低于 65 分贝。

（3）药物残留量　药物残留量越低说明这款雾化器对药液利用率越高，性能也就更好，好的家用雾化器药物残留量小于 0.5 ml。

（4）便携性　家用雾化器是单独给个人或者是一个家庭使用的，就是为满足随时需要随时使用而研发的，所以便携性良好，使用者外出也可以携带。

（5）安全性　过压保护、温控保护、漏电流检测、耐高压检测等，这些都是保障使用者安全方便必不可少的。

2. 家庭雾化仪的使用

（1）加水水槽内加入约 3 cm 的冷蒸馏水，浸没透声膜。

（2）加药将药液加入到雾化罐内，拧紧罐盖；将雾化罐放入水槽中，拧紧水槽盖。

（3）接通电源打开电源开关，预热 3 分钟后打开雾化开关。

（4）调节雾量此时药液会呈雾状喷出，可根据实际需要调节雾量开关（3 ml/min、2 ml/min、1 ml/min）。

（5）戴面罩将面罩盖住口鼻部位，正常吸气，将雾化药液吸入呼吸道；出气时将面罩拿开。

（6）中途加药雾化罐内药液需添加时，从盖上小孔注入药液即可，不用关机。

（7）关机使用完毕后先关闭雾化开关，关闭电源即可。

（8）清洁及消毒雾化仪机身应保持清洁，定期用消毒液消毒面罩及螺纹管。

实训情境设计

【实训目的】

1. 体会偏瘫老人的痛苦。

2. 设身处地地为偏瘫老年人实施康复护理措施。

【实训场景设计一】

张大爷，82岁，脑卒中发病3周，右侧肢体偏瘫。

1. 请模拟为张大爷摆放合理的体位。

2. 如果你是张大爷的家庭护理者，请你指导如何进行体位移动训练及站立行走训练。

3. 请你根据张大爷的病情，为其设计日常生活活动能力训练的方案，包括用具的选择等。

【实训场景设计二】

马大爷，90岁，由于股骨粗隆间骨折到骨科就诊。原来老人身体一直很健康，不料一天步行时不慎滑倒摔伤，导致骨折。由于疼痛剧烈，入院时很痛苦，无法翻身，精神状态也较差，家属很担心他的身体状况，对其完全治愈不敢抱太大希望。在征得家属同意后，医院采取微创手术方法行骨折复位内固定术。术后第二天，就可以在床上进行下肢屈伸功能锻炼，可以翻身、坐起，在拐杖辅助下下地活动。

1. 请模拟马大爷出院后进行的功能锻炼。

2. 如果你是马大爷的家庭护理者，请为其制定相应的饮食计划。

3. 请你根据马大爷的病情，指导其家属如何采购拐杖等辅助器具。

【实训要点提示】同第二章第一节。

本章小结

老年人的家庭护理将会有很大的市场需求，作为医务工作者特别是社区护理工作者及老年人家庭护理工作者，应熟练掌握老年人家庭护理的各项技能和护理措施，特别是常见病如高血压、糖尿病患者的家庭护理，以便指导患者及家属进行正确自我护理及疾病防护，以提高采取家庭护理老年人的生存质量和健康水平。

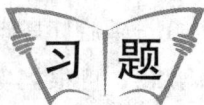

习题

一、选择题

【A1/A2型题】

1. 下列不属于家庭护理内容的是（　　　）。

　　A. 预检分诊　　　　　　　　B. 康复保健　　　　　　　　C. 换药

　　D. 卫生宣教　　　　　　　　E. 营养指导

2. 王大爷，80岁，享受低保，因慢性肾衰竭在家由女儿帮助完成腹膜透析，最近女儿因工作原因需要出差一周，他们可以选择社区护士上门提供的家庭护理，也可以选择住院，最终权衡之下，他们选择了住院，请问是（　　）促使他们不选择家庭护理。

    A. 不方便　　　　　　　　B. 不熟悉　　　　　　　　C. 不习惯

    D. 不专业　　　　　　　　E. 不报销

3. 齐老太，82岁，独居，生活基本自理，其女儿想接母亲回家居住，请问房间适宜的湿度是（　　）。

    A. 30%～40%　　　　　　B. 40%～50%　　　　　　C. 50%～60%

    D. 60%～70%　　　　　　E. 70%～80%

4. 李大爷受凉，体温39.5℃，请问李大爷是（　　）。

    A. 低热　　　　　　　　　B. 中度热　　　　　　　　C. 高热

    D. 超高热　　　　　　　　E. 以上都不是

5. 张婆婆，88岁，意识清醒，近日进食不多，今晨女儿发现婆婆呼吸由深快变为浅慢，暂停几秒钟后，又由浅慢变为深快，请问张婆婆发生了（　　）。

    A. 药物中毒　　　　　　　B. 颅内压增高　　　　　　C. 肺部疾病

    D. 心衰　　　　　　　　　E. 濒死前兆

6. 李大爷是高血压患者，为了检测服用降压药效果，需每天测血压，请问下列（　　）有利于测得的血压值的观察与比较（多选）。

    A. 定时间　　　　　　　　B. 定专人　　　　　　　　C. 定体位

    D. 定血压计　　　　　　　E. 定部位

7. 王大妈今晨起床后头晕不适，遂到医院就诊，护士测得血压145/82 mmHg，请问王大妈的血压属于（　　）。

    A. 正常血压　　　　　　　B. 一级高血压　　　　　　C. 二级高血压

    D. 三级高血压　　　　　　E. 单纯收缩期高血压

8. 护士小唐在给糖尿病患者侧指间血糖时，发现不易挤血，请问可能的情况是（　　）。

    A. 取血点在手指肚　　　　B. 取血点在手指根部　　　C. 取血点在手指关节处

    D. 取血点在指甲边缘　　　E. 取血点在手指侧面

9. 白大爷78岁，糖尿病，出院时，护士嘱咐其注射胰岛素时应注意（　　）（多选）。

    A. 两个注射点之间至少相距1 cm

    B. 注射过的部位1个月后才能再次使用

    C. 每次注射前检查注射部位皮肤有无异常情况

    D. 短效胰岛素应每天固定时间注射

    E. 胰岛素注射针头不可重复使用

10. 孙老太因呼吸道感染住院，医生给予抗生素治疗3天后，护士检查其口腔发现口腔黏膜有白色膜状物，请问应选用（　　）。

    A. 2%硼酸溶液　　　　　B. 1∶5000呋喃西林溶液　　C. 2%碳酸氢钠溶液

    D. 0.9%氯化钠溶液　　　E. 温开水

11. 曾婆婆78岁，因牙齿掉光了，就安装了一口义齿（假牙），请问她应该（　　）。

A. 尽量 24 小时佩戴，以便保持美观

B. 饭后应带着义齿立即认真刷牙

C. 取义齿时先取下面再取上面

D. 义齿不用时，用鲜开水浸泡消毒

E. 昏迷不清醒时，必须取下义齿

12. 尹婆婆 62 岁，因阴道炎住院，作为责任护士，健康教育时，应告知婆婆（　　）（多选）。

A. 大小便后冲洗外阴　　　　　　　　B. 勤换洗内裤

C. 外阴瘙痒时，应用高锰酸钾溶液清洗

D. 平时应穿松软的内裤　　　　　　　E. 衣缝应避开外阴处

13. 日常生活活动能力训练的原则是（　　）。

A. 保证安全

B. 训练内容与患者实际需要相结合

C. 训练尽可能地发挥患肢的功能

D. 尽量让患者的家庭参与训练过程，充分发挥患者及家属的积极性

E. 以上都正确

14. 偏瘫患者穿脱衣服时一般（　　）。

A. 先穿健侧，先脱患侧　　B. 先穿健侧，先脱健侧　　C. 先穿患侧，先脱患侧

D. 先穿患侧，先脱健侧　　E. 以上都可以

15. 脑血管意外患者在仰卧位时不正确的体位是（　　）。

A. 头下置枕，不宜过高

B. 患侧上肢下垫一比躯体略高的枕头，防止肩胛骨后缩

C. 前臂旋前，掌心向下，手握拳头

D. 患侧臀部及大腿外侧垫枕，髋关节外展外旋

E. 膝关节呈轻度屈曲位，足底不放任何东西

【A3/A4 型题】

白大爷得了细菌性痢疾，被送进医院，请问他家里的物品该如何处理。

A. 光照消毒　　　　　　　　B. 煮沸消毒　　　　　　　　C. 蒸汽消毒

D. 漂白粉浸泡消毒　　　　　E. 来苏水擦拭消毒　　　　　F. 焚烧

16. 大爷床上的棉絮（　　）。

17. 大爷用过的餐具（　　）。

18. 大爷排在便盆中的粪便（　　）。

19. 大爷床边的家具（　　）。

20. 大爷用过的废弃物（　　）。

作为一名家庭护理的护士，遇到下列病人时，应建议采用何种隔离措施。

A. 居住隔离　　　　　　　　B. 用具隔离　　　　　　　　C. 生活隔离

D. 昆虫隔离　　　　　　　　E. 以上都不用

21. 甲流患者（　　）。

22. 疟疾患者（　　）。

23. 艾滋病患者（　　）。

24. 沙眼患者（　　）。

25. 肺气肿患者（　　）。

二、思考题

作为一名糖尿病患者，需要一天三次注射胰岛素，该如何有计划的更换注射部位？

（王　玮）

扫码"练一练"

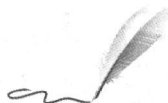

第七章 老年人安宁疗护技术

学习目标

1. **掌握** 临终老年人的生理特点、临终老年人常见不舒适的原因及促进。
2. **熟悉** 临终老年人的心理特点、优死教育的内容。
3. **了解** 临终老年人及家属生命教育的意义。
4. 能够运用本章技能，对临终老年人实施相关的促进技术。
5. 具有与临终老年人及家属沟通的能力。

随着我国人口老龄化的发展，社会结构及疾病谱的转变，慢性非传染性疾病，如心脑血管疾病、糖尿病、恶性肿瘤等终末期的患者日益增多，社会对安宁疗护的需求日渐强烈。安宁疗护为临终老年人及家属提供全面的身心照护与生命的支持，使临终患者能够正确认识死亡和生命存在的意义，在有限的时间内身体的痛苦及心理的恐惧得到减轻；同时家属能以健康的方式应对和适应。作为护理人员应在临终老年人人生最后的旅途中提供关爱和帮助，并进行优质的生命教育。

第一节 临终老年人及家属的生命教育

案例导入

王阿姨，71岁，肝癌晚期，护理人员在与之谈话时，王阿姨说："我知道生老病死是人之常情，人生在世总要经历这个过程。可是发生在自己身上怎么就轻松不起来了？"其实王阿姨的老伴和儿子一直在隐瞒病情，最后由于治疗方法改变，不得不让王阿姨知道患病事实。王阿姨自从那天开始，每天郁郁寡欢，担心她走了之后，老伴的生活和孩子的情感怎么弥补。所以天天愁眉不展，又担心自己看病花费过多，反正也是没药可治，还不如节省看病的钱，给家里人存着，减少家人的负担，甚至会有"一死了之"的想法出现。

请问：

1. 如果你是护理人员将如何劝慰王阿姨？
2. 面对不同年龄阶段的人，你将如何进行优死教育？

一、临终老年人及家属生命教育的目的和意义

（一）临终老年人及家属生命教育的目的

生命教育（Life Education）即全人教育，它是指从人的出生到死亡的过程和这整个过

程中所涉及的内容，它关乎人的生存与死亡，也关乎人的本性与价值。人的一生都要经历由生到死的过程。死亡作为每个人无法抗拒的命运，是客观存在的。临终是临近死亡的必然的一种人生发展阶段，此时最需要受到关爱和帮助。护理人员应在患者的临终阶段充分发挥工作素养，让临终老年人及家属理解相关医学及护理知识，找到其生命价值，树立正确的人生观、价值观、世界观，珍惜生命、热爱生命；帮助临终老年人克服对死亡的恐惧，学习如何面对死亡，接受死亡；对临终老年人的家属进行生命教育的目的在于帮助他们适应患者病情的变化和死亡，缩短悲痛过程，减轻悲痛程度。同时，可使家属积极参与安宁疗护，给予患者最后的陪伴和爱护，得到心理上的慰藉。

知识链接

世界宁养日

"宁养（hospice）"一词，最早出现在 20 世纪 60 年代的英国，是以晚期癌症患者及其家属为主要服务对象，以向患者提供镇痛治疗、心理辅导和生命伦理等照顾为目的的一项医疗服务。自 2005 年起，国际定于每年十月份的第二个星期六为"世界宁养日（World Hospice and Palliative Care Day）"，凡在有宁养服务发展的国家，在约定的十月这一天，用无限制的型式规模的活动，来表达宁养心愿，让民众更重视宁养服务的发展，传达对末期患者的关怀。

（二）临终老年人及家属生命教育的意义

我国自从步入老龄化社会以后，社会结构功能弱化，对老年人的照料尤其是安宁疗护问题日益凸显。人们对生命的理解与对待直接影响着临终需求。了解生命价值，就是了解自己本身，和对他人、社会的价值，尊重生命是实现生命价值的根本。因此，发展老年人及家属的生命教育具有重要的意义。

1. 尊重生命，提高老年人临终时的生命质量　现今，较多的临终老年人在生命的最后一段日子里，不是在舒适、平静中度过，而是采取医疗措施，过渡使用高科技手段，如呼吸机、起搏器、侵入性治疗、药物等强撑着患者的生命，使其内心充满了恐惧、痛苦和无奈。这样的生命是否违背了尊重的意义，热爱生命是否就意味着要义无反顾地拒绝死亡，种种疑问反映出医疗护理的现状。在安宁疗护中完整的生命过程应包括死亡过程，这是不容置疑的客观事实，所以完整的尊重生命应包括尊重死亡。生命教育是实施安宁疗护当中一项重要的内容，尊重生命是生命教育的基础。通过生命教育则可以为临终老年人及家属提供心理上的关怀与安慰，帮助其减少和去除身体的痛苦，缓解心理的恐惧，维护其尊严、提高生命质量，使患者平静、安宁、舒适地抵达人生的终点。所以生命教育是满足老年人"老能善终"的重要举措。

2. 关注护理，为老人家庭护理方向提供指导　生命教育能够促使老年人家属理解并减少在亲人临终阶段及亲人死亡时带来的精神痛苦，老人家属可以在其临终阶段经常陪伴在其身边，学习简单的护理知识，自行给予临终照料，也可将家庭成员的护理盲点转移到社会，如附设的临终关怀机构，即综合医院内的专科病房或病区进行临终照料，不仅可以解决大部分医院资源闲置、利用率不足的问题，又可以扩大医院现有的医护人员和仪器设备的利用率；既满足了老人的需求，又满足了其家属和子女的需要，同时，可以帮助他们接受亲人逝去的现实，顺利度过居丧期，缩短悲伤过程。另外，关注护理而非治疗的概念，在医疗无能为力的情况下，护理更显示出独特的主导性，护理不仅让老人走得安详，也让老人家属摆脱了沉重的医疗负担，安慰了临终老年人的亲属和子女，也使得医疗资源得到节约和有效利用，为有限的卫生资源提供了更多可能。有了生命教育，安宁疗护的护理重点便也从生理上转移到心理、社会、精神等方面，成为指导临终老年人家庭护理方向的一个重要途径。

3. 尊重死亡，提倡自然死亡　现代医疗崇尚"人道主义"，即突出人文关怀，就是要关心和尊重患者的生存价值和人格，尊重患者的尊严和适当要求。使得人们可以根据个人意愿选择临终前的生活方式，从而达到高质量的"自然死亡"，这与"安乐死"有所不同。当患者有不治之症，由于患者的身心都处于极度的痛苦，经医生同意之后，使用人为的医学方法，使患者快速、无痛苦的结束生命。不论是主动安乐死还是被动安乐死，都有加速死亡的倾向。不延缓、不加速死亡即为自然死亡，让其回归尽量自然的状态。自然死亡从定义上是为患有危及生命疾病的老年人及其家庭提高生活质量的一种措施，是通过医护人员帮助其减轻症状，关注老年人及家庭成员的心理痛苦，让老年人和家属在走向生命终点的整个过程中能够得到安宁。由于现代医疗技术的进步，可以为患者提供各种治愈疾病的机会，帮助患者减轻疾病带来的痛苦，这是医学的价值与意义。若当治疗已经失去逆转生命进程的作用的时候，减轻症状带来的痛苦，不以延缓生命为目的，是对生命最大的尊重。

> **考点提示**
> 生命教育的重要意义。

知识链接

安乐死

安乐死（Euthanasia）是指对无法救治的患者在濒死状态，停止治疗或使用药物，让患者无痛苦地死去。"安乐死"一词源于希腊文，意思是"无痛苦地、幸福地死亡"。它包括两层含义，一是安乐的无痛苦死亡，二是无痛致死术。指对临近死亡、身患绝症极度痛苦之中的患者，由医务人员采取某种措施，实施促使其迅速无痛苦死亡的一种方式，如给患者口服或注射致命的药物，又称无痛苦死亡。

安乐死一直是备受争议的话题，由于涉及社会文明、文化背景、政治、经济、法律等各方面的问题，所以医学界对安乐死的问题仍存在异议，在大多国家还没有被合法化。荷兰是第一个将安乐死合法化的国家。在我国实施安乐死是违法行为，需要承担刑事责任。

二、临终老年人及家属生命教育的内容

（一）生前预嘱

1. 概念　生前预嘱是指人在健康或意识清楚时签署的，说明在不可治愈的伤病末期或临终时要或不要哪种医疗护理的指示文件。随着医疗的发展，介入性治疗和急救操作的科技性提高，当患者的生命即将走到尽头时，不能安详离去，反而要忍受心脏按压或电击、

气管插管以及心内注射等一系列的创伤性的急救措施。即使急救成功，也不能摆脱痛苦甚至死亡，还会对患者造成精神及心理的重创，更甚者只是依赖生命保障系统维持毫无质量的植物状态。

2. 由来　生前预嘱源于美国，由美国律师路易斯·库特钠于1969年提出，他的目的是尝试给予临终患者更多的医疗自主权。如果在未来某一时刻，患者无法决定自己临终时的问题，自愿发出能清楚表达患者的个人意愿的声明。美国慈善基金会草拟的参考样本这样写道："如果我康复无望，那么我要求死亡，不要用人工方式和其他极端方式维持我的生命。我认为，死亡与出生、成长、成熟和年老一样是一种现实，一种必然。我害怕每况愈下、依赖别人和痛苦绝望所带来的屈辱远远超过害怕死亡。我请求从怜悯出发为我缓解晚期痛苦，即使这些做法也许会缩短我的生命。"在医院里，越来越多的临终患者被复杂的智能设备滞留在死亡过程中。生命保障系统仅是延长了人的生命，但是在耗费了巨额的费用和消耗了无谓的医疗资源之后，生命终将痛苦地走向尽头。生前预嘱提倡尊重生命，为了让患者在安详、平静中度过余生而存在。

3. 内容　在我国目前尚未通过生前预嘱相关法案，人们是通过"选择与尊严"网站进行签订生前预嘱的。签署人可登录该网站填写自己的"生前预嘱"，可随时修改或者撤销。其内容称"我的五个愿望"，每个愿望下方列举多个选项，可以进行多选，如果选项中没有自己的需求，可以选择"其他"进行填充。

（1）我要或者不要相关医疗服务　"我知道我的生命宝贵，所以希望在任何时候都能保持尊严。当我不能为自己医疗问题作决定时，我希望以下这些愿望能得到尊重和实行。"条目下有10个选项，主要内容包括：①患者是否忍受疼痛，即使药物使患者精神恍惚，处在熟睡或朦胧状态，也依然选择使用药物解除或减轻痛苦；②患者是否忍受各种形式的痛苦，如呕吐、谵妄、恐惧等，如不希望，医生和护理人员尽力帮助使患者舒适；③患者是否接受任何可能痛苦的治疗和检查，即使临床指导认为这样可以缓解症状或明确诊断；④希望在护理时个人隐私可以得到保护；⑤希望所剩时间里身体和床铺保持清洁无特殊气味；⑥希望可以定期进行生活护理，如理发、剪指甲、刷牙；⑦希望进食的食物和水是干净温暖的；⑧希望有人需要时可以捐赠器官等。

（2）我希望使用或不使用生命支持治疗　"我知道生命支持治疗有时候是维持我存活的唯一手段，但当我的存活毫无质量，生命支持治疗只能延长我的死亡过程时，我要谨慎考虑我是否使用它。"条目下有6个选项，主要内容包括：①放弃心肺复苏；②放弃使用呼吸机；③放弃使用管饲；④放弃输血；⑤放弃使用昂贵药物。

（3）我希望别人怎么对待我　"我理解我的家人、朋友、医生和其他相关人士，可能由于某些原因不能完全实现我写在这里的愿望，但我希望他们至少知道这些有关精神和情感的愿望，对我来说也很重要。"条目下有11个选项，主要内容包括：①希望当患者在疾病或年老的情况下，如果出现对他人的恶意对待，请周围人原谅；②希望有人陪伴，即使看不见，听不到或者触及不到；③希望患者喜欢的画或照片摆放在接近床的位置；④希望更多地接受或不接受志愿者服务；⑤希望可以在家里去世；⑥希望临终时有患者喜欢的音乐；⑦希望临终时举办或不举办宗教仪式。

（4）我想让我的家人和朋友知道什么　"请家人和朋友平静对待我的死亡，这是每人都必须经历的生命过程和自然规律，你们这样做可使我的最后日子变得有意义。"条目下有

6个选项，主要内容包括：①希望家人和朋友知道患者对他们的爱至死不渝；②希望在患者死后，家人和朋友能尽快恢复正常生活；③希望丧事办理程度；④希望追悼会只通知家人、朋友，并注明他们的名字与联系方式。

（5）我希望谁帮助我　"我理解在这份文件中表达的愿望，暂时没有现行法律保护他们的必然实现，但我还是希望更多人在理解和尊重的前提下帮我实现他们，我以我生命的名义感谢所有帮助我的人，还要在下面选出至少一个在我不能为自己做决定的时候帮助我的人。之所以这样做，是我要在他或他们的见证下签署这份'我的五个愿望'，以证明我的郑重和真诚。"

当患者的主治医生没办法再作决定，那么选择一位了解和关心患者本人的，能作决定的成年亲属。关系良好的配偶或直系亲属通常比较合适。无论选择了谁，患者最好确认已经充分与之谈论的这些愿望，而他们尊重并能够履行。

4. 意义　生前预嘱的不断完善，是对我国人文医学进步发展一次巨大的推动，也会成为一项利国利民的切实政策。当临终老年人个人意愿得到完善，可以减少其焦虑和不安。在告知老年人何为生前预嘱以及人如何准备生前预嘱之后，可以引导老年人进行生前预嘱的尝试，列举一些自己渴望达到，却尚未达到的状态或是托付，无关生死，只为在死后不要留有遗憾和未了的心愿，同时，也可以让其家属清楚地知道老年人的心愿和嘱托。在生命的弥留之际尽其所能，多给予陪伴和支持，让其走的平静、安详，同时家属也可以得到安慰，使最后的生命得到升华。

（二）优死教育

死亡是人类不可抗拒的自然规律，生活中一些临终老年人或家属面对死亡采取刻意回避的态度。所谓优死教育，就是帮助人们懂得生命的价值和意义，正确面对死亡，消除对死亡的恐惧和担忧，建立正确的生死观念，从而进一步尊重和爱护生命。也可以作为情感教育的一部分进行启发。

1. 老年人死亡心理类型

（1）理智型　当老年人意识到死亡即将来临，能从容面对，并可以在临终前着手安排自己的工作、家庭事务以及后事。一般这类老年人文化程度和心智较成熟，他们相对可以镇定地面对死亡，也清楚死亡对于亲人及朋友是家庭生活的重大事变，因而能尽量避免和减少因自己的死亡给亲友带来过多的痛苦。多在精神尚好时，就事先备好遗嘱，写清自己死后的财产分配及后事的处理，甚至会涉及器官捐赠等事宜。

（2）积极型　这类老年人有强烈的生存欲望，他们清楚地认识到死亡主要取决于生物学因素，同时受心理因素的干扰。他们以顽强的意志抗衡着病魔。这类老年人多数属于低龄老人，具有坚强的毅力，他们坚持锻炼，注重营养膳食，能忍受病魔和治疗带来的痛苦，积极配合医生，自己也四处寻方问药以争取生的希望。

（3）接受型　这类老年人一方面是有着宗教信仰，将死亡看作是去往极乐世界，亲力亲为准备后事。另一方面是无奈地接受死亡现实。如一些农村地区，老年人年到60岁，其家人就开始着手做寿衣、棺木、修坟墓等，为后事作准备。但这些老年人自己并非情愿，只能选择接受。

（4）恐惧型　这类老年人一般家庭关系和睦，有着较高的社会地位或良好的经济条件。他们害怕死亡，渴望人生，在理应尽享天伦之时，盼望能够健康长寿，充分享受生活带来的乐趣，当知道疾病无法治愈，死亡近在咫尺时，老年人的内心会充满恐惧、无助，甚至孤独，如果有希望治愈，他们愿意尽其所能地寻找救命良方以延长生命。

（5）解脱型　这类老年人由于家境贫寒，或无人赡养，或者身患绝症极度痛苦。大多有着严重的生理及心理问题。对生活失去兴趣，并深感活着是一种痛苦，想要尽快结束生命，得以解脱。

（6）无所谓型　这类老年人无所谓死亡，能坦然面对生死，采取既不回避也不积极的态度。当死亡来临，他们可以一如既往的生活，即使不能下床也会安静的等待死亡。

2. 教育方式

（1）了解老人的性格、文化素养和宗教背景　性格外向的老年人，会准确表达自己的感受。此时护理人员与其探讨死亡事实时应该用科学地、真诚地态度。性格内向的老年人很少吐露自己的情感，习惯把想法憋在心里，护理人员要试探性地多与其交谈分析其行为背后的想法，并时常观察他们的言语行为。寻找机会与其共同探讨死亡，消除其恐惧和未知感。

关于死亡的探讨，可能会激起老年人对正在经历或曾经发生过的事情的强烈反应。护理人员应提前通过家属获取老年人的生活状态和社会交往状态等信息，对老年人的情绪反应作出预判。如遇经历亲人离世的老年人，此时，难免会伤感，感到孤单、无助，护理人员在与之交谈时需要增加其安全感，帮助排解悲伤和恐惧的情绪。医护人员可建议其家属给老年人更多的陪伴，增加关爱和支持，让其有足够的安全感，这样能够有效地帮助其表达内心的感受。

对于不同生活经历的老年人，在生理、心理、社会等各方面的发展也不同。我们应根据实际情况采取不同的教育方法。一般文化程度较高的老年人，心理承受较强，对事物的发展有着科学的认识，因此能理智地面对死亡。而文化程度较低的老年人，往往观念落后、对待事物缺乏科学认知。

此外，老年人对死亡的恐惧程度与宗教信仰有关，有宗教信仰者比无宗教信仰者较能接受死亡，或者宗教活动越少，对死亡恐惧度越高。宗教信奉者相信神的庇佑，以求灵魂的超脱，能冷静对待生老病死，可以净化心灵、冥想人生。

（2）正视疾病，适时开展优死教育　疾病威胁着人类的健康，影响着人们的生活，如若碰到疾病严重，那么也危及老年人的生命。相对于临终老年人，最迫切的感受是疾病带来的痛苦，所以医务人员应该从患者的角度考虑治疗方法，以减少痛苦，支持患者，控制病情，采取姑息治疗的方法给予其帮助，让其能在疾病折磨下感受到温暖，从而建立良好的对抗疾病的心态。

我们不能体验死亡，对死亡状态的一切无从知晓。直接教育也许是唯一可以缓解人们内心恐惧和焦虑的途径。大多数老年人不愿谈及死亡，更别说接近与"死亡"相关的事物。因此，对老年人开展优死教育，选择合适的时机显得非常重要。护理人员应重视死亡与生活的联系，将问题与事物联系在一起，与老年人沟通过程中，如果其乐观开朗，可尝试死亡的心理建设，如写遗书、写墓志铭等提前感受生命的终点。

（3）将死亡问题上升为人生问题，帮助老年人树立正确的生死观　优死教育的最终目的是让人们面对死亡时减少恐惧和焦虑，能够心情坦然，这是一种理想的人生状态。在优死教育过程中，由生观死、由死观生是主要过程，人们追求"优生"，即也希望"优死"，所以向生是优死教育的核心观点，也能被人们所理解和接受。面对死亡，除了配合治疗，我们唯一能做的就是更加爱惜生命，发掘自身潜能，尽力去完善生命过程。护理人员通过照顾和对老年人的关心，减少临终老年人的孤独感，增加其依托感，帮助他们树立正确的生死观，提高其生命质量，维护其尊严。优死教育的目的还在于让临终家属有准备的接受丧亲之痛，能尽量安抚其丧亲之痛。

帮助老年人树立正确的生死观，一旦老年人开始接受死亡教育，就意味着他们不再过分排斥死亡，接纳了生命的存在和终结。成功的优死教育，有助于老年人对人生的重新建设，能更深入地思考人生，了解人生的意义和生命的重要，从而不断提高自己的生命质量。

> **考点提示**
>
> 开展优死教育。

3. 沟通技巧

（1）老年人在疾病期间恐惧、焦虑是常有的心理状态，所以若在此时告知老年人的病情，应由其最亲近、信任的人担当。家属往往担心老年人知道自己的病情后，尤其当病程极近晚期时，无法承受此种打击。若其亲信的家属能够在此时给予更多关爱和陪伴，常可以避免过激行为和过重的负面情绪，平静的渡过生命终点。

（2）在老年人治疗期间，面对的大多是清冷的病房，没有温暖和安全感。若选择一个相对温馨、熟悉，能给其带去安全感的环境，则不会显得凄凉、无助。同时要注意保护隐私，不被周遭打扰。

（3）在告知老年人时，态度应中肯、神态自若、语气温和亲近，距离不要过远，可触碰到老年人为宜。要目视老年人，不可居高临下，言语动作要轻柔。不要急于全盘托出，注意循序渐进，等待其对谈话有所回应，再进入下一步沟通。

（4）在告知老年人病情时，要结合他的性格特点，渗透性渐进谈话主题。谈话过程中允许老人出现各种负面情绪，给予爱与关注，仔细聆听老年人的疑问并及时解答。

（5）谈话应以老年人为主导，护理人员或家属进行引导，当其愿意表达时，此时的愿望最真实、准确，体现其内心感受。在其表达过程中不可打断、插话，让老年人感受到被尊重、重视、了解，那么老年人会表达得更多，此时的老年人多数不会抱怨，而是诉说内心的想法和渴望。

第二节 临终老年人身心舒适的促进技术

案例导入

段某，男，65岁，直肠癌晚期全身转移，治疗效果不佳，排便排尿困难、便血，查体：T 37.7 ℃，R 13 次/分，P 114 次/分，BP 96/52 mmHg，触诊腹部膨胀，听诊肠鸣音亢进，伴有阵发性绞痛。患者消瘦，乏力，主诉骶尾和腰部疼痛，并因此感到痛苦，情绪极度低落。曾向医生哀求放弃治疗，以减轻家里负担。

请问：

1. 患者现在的生理及心理状态如何？
2. 如果你是护理人员将如何护理患者？
3. 如何鼓励患者积极参与治疗？

一、临终老年人的生理特点

（一）呼吸系统

表现为呼吸困难，呼吸由深变浅、急促或呼吸由快变慢而费力，出现张口呼吸、鼻翼翕动、潮式呼吸、间断呼吸等症状；因无力咳嗽，分泌物潴留于支气管，出现痰鸣音及鼾声呼吸。

（二）循环系统

表现为皮肤苍白、湿冷或发绀，大量出汗，脉搏细速而无规则，逐渐变弱甚至消失，血压下降或测不出，心音低弱、心律出现紊乱，最终心尖搏动消失。

（三）消化系统

表现为食欲不振、呃逆、恶心、呕吐、腹胀、口干，甚至脱水等症状。

（四）泌尿系统

表现为腹胀、腹痛，严重者可出现大小便失禁、便秘或尿潴留等症状。

（五）神经系统

语言由清楚表达变得词不达意或说话困难，如神经系统未被侵犯，患者神志可以保持清楚状态；如被病灶侵入，则可出现嗜睡、意识模糊、昏睡、昏迷。

（六）肌张力

表现为全身软弱无力、吞咽困难，大小便失禁，不能自主改变躯体活动，无法维持舒适的体位、面部外观改变呈希氏面容（即面肌消瘦、面部呈铅灰色、眼眶凹陷、双眼半睁、目光呆滞、下颌下垂、嘴微张）。

（七）感知觉

表现为瞳孔散大，视觉逐渐减退，由视觉模糊发展成只有光感，最后视力消失。眼睑干燥，分泌物增多。听觉是最后消失的感觉。

> **考点提示**
> 临终老人的生理变化。

二、临终老年人的心理特点

临终老年人接近临终时心理过程是非常复杂的。应根据老年人心理特征进行心灵关怀，帮助老年人在治疗过程中建立最佳的心理状态，使老年人平静安详、舒适地抵达人生终点。临终老人心理特点有以下几点。

（一）求生心理

大多数临终老年人，由于对死亡恐惧和不接纳，往往有着较强烈的求生心理，希望能安享晚年，善待余生。有些病情较重的患者，对死亡惶恐不安，拒绝接受现实，时长哀痛的求救和呻吟，将希望寄托在医护人员的治疗、同情和医疗技术支持上，期盼能得到有效治疗。当医护人员积极努力救治时，其心理也会得到安慰，并树立一定的信心。此时对待这类老年人要做好心理诱导工作，尊重他们的想法，尽量满足其要求，尽力理解并配合他们的作为，经常与之谈心、交流，给予关怀，并指导他们调节自身情绪，以获得最佳身心状态。

（二）积极心理

一些性格开朗、做事积极的患者，对待事物比较客观，对自己的病情有一定的认知和理解，在病情无奈转好情况下，积极投身于其他事情，转移疾病带来的不良情绪，进行自我调节和安慰亲人。

（三）绝望心理

出现绝望心理的老年人不占多数，但这样的心理往往让医护人员感到棘手。这类老年人自我意识非常强，但又接受不了病情危重的事实，特别是在治疗一段时间后仍不见好转，便会产生绝望和轻生的念头。当被生存的病痛折磨，可能使他们缺少安全感，从而认为命运充满了威胁，进而出现攻击行为，向亲人及子女无理智地肆意发泄。有些老年人发泄过后转为抑郁，表现出极大的不合作，或者出现拔管、自我伤害等行为。此时，医护人员要有足够的耐心陪伴，不要有愤怒的回击，要允许其发泄并注意保护老年人，发泄过后应让其感受到关怀和被关爱，从而获取安全感。

（四）挫折心理

随着病情加重，一些老年人的情绪、性格等会出现改变而消沉。如孤僻、抑郁或自卑，表现出意志薄弱、依赖增强、自我调节和控制能力差等。心情好时，愿意与人交谈，心情不好时，则孤落寡言，变得敏感。当遇到不顺心的事就发脾气，过后又追悔莫及而道歉。当进入临终期，身体日益衰竭，精神和肉体忍受着双重折磨。感到对死亡的力不从心"求生不得，求死不能"，这时心理特点以忧郁、绝望为主要特征。

（五）焦虑心理

此时的老年人多半倾向于对死亡的重重顾虑和对生活的思考，关心死后的后事问题。比如，如何安葬、办丧事、捐献器官等；另外还会考虑遗嘱书写，家人财产分配问题；配偶往后的生活照料和子女工作问题；甚至会考虑怎样抓紧最后的日子完成一些心愿，尽可能不留遗憾的离开；并会尽力反向安慰家人，让家人在其走后尽快摆脱悲痛心理。

三、临终老年人常见不舒适的原因

（一）疼痛

是个体经受或叙述有严重不适或不舒适的感受，表现为疼痛面容、呻吟、烦躁不安，血压上升、心率、呼吸变快，慢性及剧烈疼痛促使释放血管活性物质和炎性物质，可加重病情导致局部缺血、缺氧、炎性渗出和水肿。

（二）呼吸困难

是指患者主观感到空气不足、呼吸费力，客观上表现呼吸运动用力，可有呼吸频率、深度、节律的改变。表现为张口呼吸、端坐呼吸，呼吸频率加快，由于疾病导致呼吸深度加深或变浅，口唇、甲床发绀，严重者可导致脑损伤。

（三）发热

致热源作用于机体的体温调节中枢或体温调节中枢功能紊乱，使产热增加而散热减少，体温超出正常范围，称为发热（lever）。有感染性和非感染性两种，最常见的是感染性，包括细菌感染、病毒感染、支原体感染等；非感染性有体温调节中枢功能紊乱、恶性肿瘤等。表现为体温上升期，皮肤苍白、无汗，畏寒或寒战；高热持续期，皮肤潮红、灼热、呼吸深快，开始出汗并逐渐增多；退热期，大量出汗，皮肤潮湿。

（四）恶心呕吐

是一种特殊的主观感觉，由于胃肠逆蠕动增加，胃部紧迫欲吐的不适感觉，常为呕吐的先兆。表现为上腹不适、流涎、欲吐，常出现面色苍白、血压下降、出冷汗及心动过缓等症状。

（五）吞咽困难

指食物或水难以下咽，产生咽部、胸骨后或食管部位的梗阻，有停滞感。表现为老年人主观感受有"干涩、咽不下去"等症状。常出现口干、呛咳、呃逆、胸骨后疼痛等症状。

（六）便秘

是指排便次数减少，正常形态改变，排便困难，粪便干结。表现为腹胀、排便困难、便量少、粪便干结如羊粪状，排便时可致肛门疼痛或肛裂。心血管疾病老年人便秘，可诱发危险。

（七）大小便失禁

因肛门部位或其相关神经损伤，而不能自主控制粪便排出的现象。表现为粪便不受控制的排出，会阴部位经常潮湿有异味，常在咳嗽或睡眠时粪便从肛门内流出。

（八）谵妄

是一种兴奋性增强的脑功能失调状态，伴有意识模糊、定向力丧失伴有错觉或幻觉、言语紊乱、情感和觉醒规律的改变。表现为注意力下降、记忆下降；愤怒、焦虑、抑郁、精神异常；躁动不安、易激动、具有攻击性、语言及行为混乱。

（九）恶病质

有多种疾病可导致体重不断减轻及肌肉逐渐耗损的症候群，使机体处于严重的机能失调状态，多器官衰竭的临床综合征。表现为极度消瘦、精神衰颓、眼窝凹陷、贫血无力、食欲缺乏、皮肤干燥松弛的症状。

（十）感觉消失

视觉、嗅觉、触觉由于疾病、神经因素、心理因素导致下降或消失不见。表现为瞳孔散大，视物模糊，由有光感到视力消失，老年人经常由于缺乏安全感、不舒适发生心理障碍，如暴躁、愤怒。抑郁等。

> **考点提示**
> 临终老人常见不舒适的原因。

四、临终老年人舒适促进技术

（一）疼痛

1. 护理人员应密切观察老年人疼痛的程度、性质、部位及持续时间。

2. 为有效减少疼痛，给予药物止痛时，注意观察用药后的反应，选择恰当的剂量和给药方式，达到控制疼痛的目的。

3. 若为肿瘤晚期的老年人，可采用 WHO 建议的三阶梯镇痛疗法，把握好用药的阶段，控制疼痛。

4. 除药物止痛外，还可以给老年人使用非药物控制方法，如音乐疗法、按摩法、松弛术、热疗法和针灸疗法等。

5. 护理人员要采用同情、安慰、鼓励等方法与患者进行交流，适当引导使其转移注意力，从而减轻疼痛。

（二）呼吸困难

1. 护理人员应定时开窗通风，保证室内空气新鲜。

2. 对于可配合的老年人采取半坐卧位，可扩大胸腔容量，减少回心血量，改善呼吸困难的症状；神志不清的老年人，应采取仰卧位头偏向一侧或侧卧位，防止分泌物误吸气管而引起窒息或肺部并发症。

3. 必要时吸痰，保持呼吸道通畅。

4. 呼吸困难的老年人，给予吸氧；张口呼吸的老年人，用凡士林或石蜡油涂抹唇部，并用湿纱布覆盖，湿润呼吸道。

（三）发热

1. 密切观察老年人的体温变化，每 4 小时测量一次体温。

2. 测量体温的同时要观察患者的面色、呼吸、脉搏及出汗情况等，如果发现异常，应立即呼叫医生。

3. 按需给予老人物理降温，如头部及大动脉处用冷敷法，或进行乙醇拭浴。在行物理降温 30 分钟后复测体温，并做好记录。

4. 必要时给予药物降温。

5. 注意维持水电解质平衡，由于老年人出汗和呼吸的作用，使体内水分大量丧失，应注意及时补充水量，防止虚脱。

6. 注意补充营养，由于高热时，胃肠蠕动减弱，影响消化和吸收功能，应给予高维生素、高热量、高蛋白、易消化的流质或半流质饮食，且少量多餐。

7. 加强口腔护理，预防口腔感染。

8. 发热时容易发生惊厥，故应注意安全防护，防止坠床、舌咬伤，必要时用床挡。

9. 当老年人退热大量出汗时，应及时擦干汗液，更换干燥的衣服及床单，保持皮肤清洁，以防感冒。

（四）恶心呕吐

1. 保证室内空气清新，清除可引起恶心呕吐的气味，如各种食物气味、油腻味、下水道味等刺激性气味。

2. 少食多餐，防止过饱，避免短期内大量饮水，餐后 1 小时内尽量避免平卧。

3. 宜选用高碳水化合物饮食，如馒头、包子、饼干、红薯等，便于快速通过胃内。

4. 若老年人呕吐，协助其坐起或侧卧，呕吐物尽量用黑色袋子装，以免引起不适感。

5. 呕吐过后，使用老年人常用的漱口水或茶叶水漱口，以去除口腔异味。

6. 若使用止吐药物，可预先给药，应从小剂量开始，临床常联合用药，如甲氧普胺、氯丙嗪、氟哌啶醇、昂丹司琼等。

（五）吞咽困难

1. 给予细碎易吞咽的饮食，进食软质、半流质或流质饮食。

2. 少食多餐，并嘱其缓慢进食；进食前可以少量温水试喝，增强吞咽感觉。

3. 指导老年人经常进行嘴唇控制和舌头移动的锻炼。

4. 进食时采取坐位或侧卧位，上半身抬高，以帮助食物顺利下咽。

5. 如误吸发生呛咳，轻者应及时叩其后背，重者采取体位引流或气管内吸引等操作，防止发生吸入性肺炎。

（六）便秘

1. 卧床老年人应勤翻身，腹部环形按摩，指导其养成良好的排便习惯，规定排便时间，改善排便环境，注意保护其隐私。

2. 平时避免老年人情绪出现波动，帮助其消除紧张、焦虑的心理。

3. 摄入富含纤维素多的食物，保证饮水量。

4. 酌情使用简易通便剂，如开塞露、石蜡油、甘油栓等。

5. 必要时使用缓泻剂，常见的有乳果糖、硫酸镁、番泻叶等。

（七）大小便失禁

1. 加强皮肤护理，大小便失禁者，应及时擦洗干净，保持会阴部皮肤清洁、干燥，必要时留置尿管。

2. 给予高维生素、高热量的饮食，若便秘，则食纤维素多的食。

3. 保持床单位清洁、干燥、平整。

（八）谵妄

1. 营造一个安全舒适的环境，室内宜保持安静、温湿度适中，空气流通。

2. 尽可能提供单独的房间，旁人应降低说话的声音，室内光线宜暗，摆放其熟悉的物品。

3. 告知家属原因，以减少恐慌，并多加安抚。

4. 注意室内安全防护，防止老年人跌倒，为避免其自我伤害，勿摆放危险的物品。

（九）恶病质

1. 为增加老年人食欲，每餐应注意食物的种类变化及颜色搭配。

2. 少食多餐，以软烂易消化的食物为主。

3. 进餐时减少治疗和其他影响进食情绪的活动。

4. 鼓励多饮水。

5. 可使用药物以增加老年人食欲及体重、改善其精神状态，如黄体素、类固醇等。

（十）感觉消失

1. 可提供单独病室，安静整洁、光线适中，以增加老年人安全感。

2. 若老年人眼部分泌物过多，要及时用温湿纱布拭去，如双眼半睁，应用手轻轻将其眼睑闭合，定时涂金霉素或者红霉素眼药膏，并用凡士林纱布覆盖，预防角膜感染与干燥。

> **考点提示**
> 临终老人不舒适的护理要点。

3. 听力是临终老年人最后消失的感觉，因此医护人员语言要清晰、柔和，不要在其床旁低声密语，可采用触摸的非语言交流方式与其进行沟通，使临终老年人感到即使在生命的最后时刻也不孤独寂寞。

实训情景设计

【实训目的】

1. 体会临终老年人的情感痛苦。

2. 灵活运用理论知识劝导和照顾临终老年人。

【实训情境】

李大爷，75 岁，肝癌患者。近日因右上腹疼痛半月余入院。患者半个月前出现右上腹持续性钝痛，并伴有食欲下降、饭后上腹饱胀，嗳气、消化不良、恶心等症状，继而入院治疗。查体：T 37.3 ℃，P 89 次/分，R 18 次/分，BP 135/85 mmHg，CT 显示肿块 9.4 cm × 11.3 cm，肝区叩痛。营养差，体型消瘦，无手术征象。

经一段时间治疗后，李大爷情况仍不见好转。持续性低热，呼吸增快，脉搏细弱，血压下降，体重减轻，乏力，并出现下肢水肿、便血等症状，呈病危面容。

李大爷有三个儿女，起病期间由大儿子照料，生活起居陪伴左右，小女儿时常探望，并给大爷擦身按摩，讲笑话逗老人开心，做老人平日爱吃的食物送到医院。当小女儿离开时，护理人员经常看到老人沉默不语，郁郁寡欢，问之不应。当疼痛剧烈时，会向大儿子和医护人员发脾气、摔东西。经与家人沟通，其多半因感到自己时日不多，想念二女儿引起情绪变化。其家人联系二女儿后，其女来院探望，但态度冷淡，表现出不耐烦。自此，李大爷整日流泪，拒绝治疗，并要求出院回家，以减轻儿女负担。李大爷回家后，死亡的威胁日渐加重，晚上经常做梦梦到自己离去，每日不敢入眠，近几日开始烧香拜佛，恳求菩萨多宽容几日，并在佛前忏悔。

【实训情境设计一】

1. 请同学们模拟该情景，并体会老人的感受。

2. 假如你是老人的子女，请试着与老人沟通。

（1）关于死亡和生命的意义。

（2）询问老人是否愿意接受最后的气管插管、电击除颤等抢救措施，并简要描述这些措施的可能感受及对延长生命有无价值。

（3）询问老人还有什么愿望（可参考五个愿望）。

3. 10 天后，他的身体已经极其虚弱，生命已经走到了尽头，作为医务人员：

（1）应当怎样判断此时老人可能有哪些不适。

（2）应采取哪些措施来减轻患者的痛苦，帮助他舒适及有尊严地度过人生最后的阶段。

【实训情境设计二】

死亡是永远无法回避的自然法则。通过本章内容的学习同学们对死亡有何看法？如果死亡即将来临，你最恐惧、担心、忧虑的又是什么？根据内心想法，结合所掌握的知识，给自己列一份生前预嘱单。先自我进行一番优死教育，感受临终老年人的心理。

1. 请学生模拟：假如被告知因癌症我还有三个月的时间就要离开这个世界，请列出我的生前预嘱及五个愿望。

2. 请学生现场分享自己的遗愿清单和内心感受。

【实训要点提示】

1. 请同学们认真体会濒死者的生理及心理感受，设身处地地为患者减轻痛苦。

2. 请同学们借着模拟自己不久人世的情景，重新考虑自己人生的目标和学习的目标，以及自己与家人、朋友的关系。

本章小结

临终老年人的护理是当今社会的现存问题，我们需要通过分析临终老年人的生理、心理及社会状态，对其进行有计划的护理实施。本章内容必须掌握临终老年人的心理特点和常见不舒适的原因及促进技术，也作为本章的重点内容出现。本章难点为优死教育的方式方法，要依据不同老年人的特征采取不同的教育沟通方式，从而达到教育目的。学生还应该熟悉何为生前预嘱，以及生前预嘱的内容。作为医务工作者，我们除了要给予老年人极大的耐心和爱心，以良好的护理促进提升生命价值以外，还要对老年人进行能有效提高其生命质量的优生、优死教育，让老年人从中懂得生命的意义，从而善待人生、直面生死。

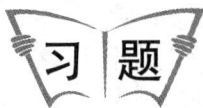

习题

一、选择题

【A1/A2 型题】

1. 当今社会对安宁疗护的需求日渐增强，以下不属于安宁疗护内容的是（　　）。

　　A. 指导老年人合理用药

　　B. 注重老年人的心理护理

　　C. 给予老年人生命教育

　　D. 想尽办法使用医疗方法救治老年人

　　E. 陪伴老年人渡过死亡期

2. 以下不是宁养院具备的优点的是（　　）。

　　A. 可以解决大部分医院床位紧张问题

　　B. 可以减少医疗费用

　　C. 可以满足家人有专业护理的需求

　　D. 更适合开展优死教育

　　E. 与综合医院一样具备庞大的诊疗团队

3. 生前预嘱来源于（　　）。

　　A. 美国　　　　　B. 英国　　　　　C. 意大利

　　D. 中国　　　　　E. 德国

4. 老年人死亡心理类型中，（　　）拒绝接受临终告知。

　　A. 理智型　　　　B. 接受型　　　　C. 恐惧型

　　D. 解脱型　　　　E. 无所谓型

5. 对临终老年人进行优死教育时, 应注意 ( )。

    A. 在人多的情况下进行, 有助于排除老年人恐惧

    B. 在老年人恐惧时进行, 最有说服力

    C. 沟通应以老年人为主导, 护理人员和家属为引导

    D. 直接切入主题, 不拐弯抹角

    E. 只要与老年人近距离谈话, 可以采取任意姿势

6. 对老年人进行优死教育时, 应结合多方面因素开展, 以下不包括 ( )。

    A. 性格   B. 文化   C. 宗教

    D. 社交   E. 自然环境

7. 关于生前预嘱, 以下正确的是 ( )。

    A. 在人即将离去时签署

    B. 生前预嘱源于英国的一名律师

    C. 我国已有相关法案出台

    D. "选择与尊严"网站可以进行签订

    E. 生前预嘱的内容可以完全实现

8. 生前预嘱签订完毕, 要选择 ( ) 帮助他公布并履行愿望。

    A. 自己最爱的 12 岁孙女   B. 患有阿尔茨海默病的老伴 C. 了解自己的朋友

    D. 医生   E. 护士

9. 以下关于自然死亡, 说法正确的是 ( )。

    A. 即安乐死

    B. 要注重生命, 而不是生活

    C. 可以快速、无痛苦地结束生命

    D. 要减轻疾病而不是痛苦

    E. 不以延缓生命为目的

10. 女性, 73 岁, 处于临终状态。关于该老年人的躯体状况, 下列叙述错误的是( )。

    A. 表现为希氏面容

    B. 循环功能减弱, 出现皮肤苍白, 肢体末端变冷

    C. 因肠蠕动增加, 出现大便失禁

    D. 听觉是最后消失的感觉

    E. 肌张力减退, 难以维持功能位

11. 某老人, 70 岁, 表现为皮肤苍白、湿冷、血压下降, 张口呼吸, 两天未进食, 静脉点滴脂肪乳, 想表达但说不出话。此时老年人处于临终状态, 老年人没有出现症状的系统是 ( )。

    A. 循环系统   B. 消化系统   C. 泌尿系统

    D. 神经系统   E. 呼吸系统

12. 男性, 83 岁, 前列腺癌。时常呻吟, 烦躁不安, 发病时伴血压上升, 呼吸增快。此时护理要点是 ( )。

    A. 观察其疼痛性质   B. 经常陪伴   C. 三阶梯阵痛疗法给药

    D. 吸氧   E. 使用降压药

13. 王妈妈，76 岁，甲状腺恶性肿瘤淋巴转移，目前保守治疗。他的身体每况愈下，出现恶病质。现此种状态应注意（　　）。

    A. 给老年人喝小米粥　　　　　B. 增强生活护理

    C. 多给予老年人关怀，增加信心

    D. 静脉点滴脂肪乳　　　　　　E. 可给予黄体素等增加老年人食欲

14. 王阿婆，胃癌晚期进入临终状态，此时最常见的症状是（　　）。

    A. 疼痛　　　　　　　B. 恶心呕吐　　　　　　C. 嗜睡

    D. 压疮　　　　　　　E. 听力消失

15. 患者，女性，63 岁，卵巢恶性肿瘤。治疗期间，患者出现愤怒、精神异常，时常突然坐起胡言乱语，哭泣发泄。此时患者出现（　　）。

    A. 感觉消失　　　　　B. 谵妄　　　　　　　C. 发热

    D. 疼痛　　　　　　　E. 精神失常

16. 某临终老年人，得知自己时日不多，但并没有影响正常生活，依然每天与其他老年人谈天、打扑克。此时老年人是（　　）。

    A. 积极心里　　　　　B. 焦虑心理　　　　　C. 接受心理

    D. 一般心理　　　　　E. 求生心理

【A3/A4 型题】

（17~18 共用题干）

高大爷，68 岁，由于恶心、食欲不振、腹胀，前去医院检查，B 超显示肝脏有 7 cm × 9 cm 包块，初步诊断为原发性肝癌。老年人不相信自己患病，大量购买保健药，以换取健康。

17. 老人此时的心理特点属于（　　）。

    A. 恐惧心理　　　　　B. 求生心理　　　　　C. 焦虑心理

    D. 绝望心理　　　　　E. 挫折心理

18. 对此时的老人护理应注意（　　）。

    A. 给予老年人高热量、高蛋白饮食

    B. 做老年人喜欢吃的食物

    C. 加强监测，观察电解质指标

    D. 与之谈话，告知不可能的事实

    E. 以上都对

（19~20 共用题干）

患者，女性，77 岁，宫颈癌晚期。老年人需每天用药以减轻疼痛，并终日郁郁寡欢，不愿见人，时常自己拿出笔记本教材写什么，但又不愿让别人知道。一周后出现低热、视力模糊，眼睑干涩。

19. 此时护理人员护理老年人错误的是（　　）。

    A. 与家人小声谈话，不让老年人听到

    B. 老年人眼部涂红霉素眼膏

    C. 进行物理降温

    D. 每隔 4 小时测量一次体温

E. 给予高蛋白、高热量、易消化饮食

20. 护理人员与老年人沟通时应注意（　　　）。

　　A. 握着老年人的手，话语应轻柔、肯定

　　B. 询问老年人愿望，协助抒发内心

　　C. 得到老年人同意后，可将笔记本交给家属

　　D. 如老年人出现负面情绪，应允许

　　E. 以上都对

二、思考题

　　赵某，男，83岁，脑肿瘤，常年伴有支气管炎。一周前因癫痫发作再次入院。入院时意识不清，瞳孔散大，对光反射弱，左上肢肌力2级，左下肢肌力1级，右侧肢体肌力0级。BP167/113 mmHg。经入院治疗后，情况有所控制，意识恢复，右侧瘫痪，无生活自理能力。

　　思考：1. 如何对患者展开优死教育？

　　　　　2. 应如何对此时的老年人进行促进技术？

（张译文）

扫码"练一练"

附录

附录一　食物中膳食纤维的含量

种类	食物名称	膳食纤维（g/100g 可食部）	食物名称	膳食纤维（g/100g 可食部）	食物名称	膳食纤维（g/100g 可食部）
谷薯豆类	面粉	1.4	团粉	0.5	粳米	0.5
	挂面	0.7	藕粉	0.1	籼米	0.6
	龙须面	0.2	魔芋粉	74.4	黑米	3.9
	面条	0.8	粉丝	1.1	香米	0.6
	煮面条	0.1	粉条	0.6	糯米	0.8
	通心面	0.4	黄豆	15.5	紫糯米	1.4
	花卷	1.5	黑豆	10.2	米饭	0.3
	馒头	1.3	青豆	12.6	米粥	0.1
	糖烧饼	2.1	豆腐	0.4	玉米粒	7.2
	油饼	2.0	北豆腐	0.5	玉米面	5.9
	油条	0.9	南豆腐	0.2	玉米糁	3.6
	油面筋	1.3	内酯豆腐	0.4	大麦	9.9
	豆汁	0.1	熏豆腐干	0.3	根芹	5.7
	豆腐丝	1.1	豆腐卷	1.0	腐竹	1.0
	油豆腐丝	2.2	豆腐皮	0.2	豆腐干	0.8
	卤豆腐干	1.6	油豆腐	0.6	臭豆腐干	0.4
	香豆腐干	0.8	飞碟瓜	2.5	黄茎瓜	—
	小米	1.6	素什锦	2.0	蚕豆	3.1
蔬菜类	韭菜	1.4	胡萝卜	1.2	南瓜粉	11.5
	小白菜	1.1	秋葵	3.9	鸡毛菜	2.1
	干红菇	30.1	菠菜	1.7	山药	0.8
	香菇	3.3	木耳菜	1.5	西兰花	1.6
	裙带菜	40.6	白萝卜	1.0	藕	1.2
	圆茄子	1.7	茴香	1.6	笋干	43.2
	竹笋	1.8				
水果类	香蕉	1.2	枣	1.9	冬枣	3.8
	苹果	1.2	干枣	6.2	桂圆	0.4
	国光苹果	0.8	柿子	1.4	干桂圆	2.0
	红富士苹果	2.1	柿饼	2.6	草莓	1.1
	红香蕉苹果	0.9	山竹	1.5	火龙果	2.0
	鸭梨	1.1	巨峰葡萄	0.4	菠萝	1.3
	椰子	4.7	梨	3.1	猕猴桃	2.6
	杨桃	1.2	山竹	1.5	蜜桃	0.8
	葡萄干	1.6	杏	1.3	木瓜	0.8

续表

种类	食物名称	膳食纤维 （g/100g 可食部）	食物名称	膳食纤维 （g/100g 可食部）	食物名称	膳食纤维 （g/100g 可食部）
坚果类	核桃	9.5	栗子	1.7	腰果	3.6
	榛子	9.6	花生仁	5.5	炒花生	6.3
	葵花籽	6.1	西瓜子仁	5.4	芝麻	9.8
	黑芝麻	14.0	松子	12.4	杏仁	8.0
	炒葵花籽	4.8	葵花籽仁	4.5	南瓜子仁	4.9

附录二　汉密顿焦虑量表

内容

项目	主要表现
1. 焦虑心境	担心、担忧，感到最坏的事情将要发生，容易激惹
2. 紧张	紧张感、易疲劳、不能放松、情绪反应、易哭、颤抖，感到不安
3. 害怕	害怕黑暗、陌生人、一人独处、动物、乘车或旅游、公共场合
4. 失眠	难以入睡、易醒、睡眠浅、多梦、夜惊、醒后感觉疲倦
5. 认知功能	注意力不能集中、注意障碍、记忆力差
6. 抑郁心境	丧失兴趣、抑郁、对以往爱好缺乏快感
7. 躯体性焦虑（肌肉系统）	肌肉酸痛、活动不灵活、肌肉和肢体抽动、牙齿打战、声音发抖
8. 躯体性焦虑（感觉系统）	视物模糊、发冷发热、软弱无力感、浑身刺痛
9. 心血管系统症状	心动过速、心悸、胸痛、血管跳动感、昏倒感、心搏脱落感
10. 呼吸系统症状	胸闷、窒息感、叹息、呼吸困难
11. 胃肠道症状	吞咽困难、嗳气，消化不良（进食后腹痛、腹胀、恶心、胃部饱感）、肠动感、肠鸣、腹泻、体重减轻、便秘
12. 生殖泌尿系统症状	尿频、尿急、停经、性冷淡、早泄、阳痿
13. 自主神经系统症状	口干、面色潮红、苍白、易出汗、紧张性头痛、毛发竖起
14. 会谈时行为表现	①一般表现：紧张、不能松弛、忐忑不安，咬手指、紧握拳、面肌抽动、手发抖、皱眉、表情僵硬、肌张力高、叹息样呼吸、面色苍白 ②生理表现：吞咽、打嗝、安静时心率快、呼吸快、腱反射亢进、瞳孔放大、眼睑跳动、易出汗、眼球突出

量表

项目	0	1	2	3	4
1. 焦虑心境					
2. 紧张					
3. 害怕					
4. 失眠					
5. 认知功能					
6. 抑郁心境					
7. 躯体性焦虑（肌肉系统）					
8. 躯体性焦虑（感觉系统）					
9. 心血管系统症状					
10. 呼吸系统症状					

项目	0	1	2	3	4
11. 胃肠道症状					
12. 生殖泌尿系统症状					
13. 自主神经系统症状					
14. 会谈时行为表现					

评定方法：0＝无症状；1＝轻度；2＝中等，有肯定的症状，但不影响生活与劳动；3＝重度，症状重，需进行处理或影响生活和劳动；4＝极重，症状极重，严重影响生活。由经过训练的两名专业人员对被测者进行联合检查，然后各自独立评分。除第14项需结合观察外，所有项目均根据被测者的口头叙述进行评分。

结果解释：总分超过29分，提示可能为严重焦虑；超过21分，提示有明显焦虑；超过14分，提示有肯定的焦虑；超过7分，可能有焦虑；小于7分，提示没有焦虑。

附录三　老年人抑郁量表

项目	是否
1. 您是否基本满意自己的生活？	
2. 您是否放弃了许多活动和兴趣爱好？	
3. 您是否感到生活空虚？	
4. 您是否感到厌倦？	
5. 大多数时间里，您是否感觉良好？	
6. 您是否害怕有对自己不利的事件发生？	
7. 大多数时间里，您是否感觉快乐？	
8. 您是否常常有无助的感觉？	
9. 您是否宁愿待在家里而不愿出去干一些新事？	
10. 您是否觉得您的记忆比大多数人的差？	
11. 您是否觉得现在活着真的是太神奇了？	
12. 您是否觉得您现在一无是处？	
13. 您是否感到精力充沛？	
14. 您是否觉得您的处境没有希望？	
15. 您是否认为大多数人的处境比您好？	

附录四　老年人平衡能力测试表

老年人平衡能力测试表用来评估老年人的平衡能力和跌倒的风险。测定后将各个测试项目的得分相加得到总分，根据总分来判断平衡能力和跌倒的风险大小。

1. 静态平衡能力

（说明：原地站立，按描述内容做动作，尽可能保持姿势，根据保持姿势的时间长短评分，将得分填写在得分栏内）

评分标准　0分：≥10秒；1分：5~9秒；2分：0~4秒。

测试项目	描述	得分
双脚并拢站立	双脚同一水平并列靠拢站立，双手自然下垂，保持姿势尽可能超过 10 秒	
双脚前后位站立	双脚成直线，一前一后站立，前脚的后跟紧贴后脚的脚尖，双手自然下垂，保持姿势尽可能超过 10 秒	
闭眼双脚并拢站立	闭上双眼，双脚同一水平并列靠拢站立，双手自然下垂，保持姿势尽可能超过 10 秒	
不闭眼单腿站立	双手叉腰，单腿站立，抬起脚离地 5 cm 以上，保持姿势尽可能超过 10 秒	

小提示：在做闭眼练习时应确保周围环境的安全，最好旁边有人保护，以免不慎跌倒。

2. 姿势控制能力

（说明：选择一把带扶手的椅子，站在椅子前，坐下后起立，按动作完成质量和难度评分，将得分填写在得分栏）

评分标准　0 分：能够轻松坐下起立而不需要扶手。

　　　　　1 分：能够自己坐下起立，但略感吃力，需尝试数次或扶住扶手才能完成。

　　　　　2 分：不能独立完成动作。

测试项目	描述	得分
由站立位坐下	站在椅子前面，弯曲膝盖和大腿，轻轻坐下	
由坐姿到站立	坐在椅子上，靠腿部力量站起	

（说明：找一处空地，完成下蹲和起立的动作）

评分标准　0 分：能够轻松坐下、蹲下、起立而不需要扶手。

　　　　　1 分：能够自己蹲下、起立，但略感吃力，需尝试数次或扶住旁边的固定物体才能完成。

　　　　　2 分：不能独立完成动作。

测试项目	描述	得分
由站立位蹲下	双脚分开站立与肩同宽，弯曲膝盖下蹲	
由下蹲姿势到站立	由下蹲姿势靠腿部力量站起	

3. 动态平衡能力

（说明：设定一个起点，往前直线行走 10 步左右转身再走回到起点，根据动作完成的质量评分，将得分填写在得分栏）

测试项目	描述	评分	得分
起步	①能立即迈步出发不犹豫	= 0	
	②需要想一想或尝试几次才能迈步	= 1	
步高	①脚抬离地面，干净利落	= 0	
	②脚拖着地面走路	= 1	
步长	①每步跨度长于脚长	= 0	
	②不敢大步走，走小碎步	= 1	
脚步的匀称性	①步子均匀，每步的长度和高度一致	= 0	
	②步子不匀称，时长时短，一脚深一脚浅	= 1	
步行的连续性	①连续迈步，中间没有停顿	= 0	
	②步子不连贯，有时需要停顿	= 1	

续表

测试项目	描述	评分	得分
步行的直线性	①能沿直线行走 ②不能走直线，偏向一边	= 0 = 1	
走动时躯干平稳性	①躯干平稳不左右摇晃 ②摇晃或手需向两边伸开来保持平衡	= 0 = 1	
走动时转身	①躯干平稳，转身连续，转身时步行连续 ②摇晃，转身前需停步或转身时脚步有停顿	= 0 = 1	

评分标准

0 分：平衡能力很好，建议做稍微复杂的全身练习并增加一些力量性练习，增强体力，提高身体综合素质。

1~4 分：平衡能力尚可，但已经开始降低，跌倒风险增大。建议在日常锻炼的基础上增加一些提高平衡能力的练习，如单腿跳跃、倒走、太极拳和太极剑等。

5~16 分：平衡能力受到较大削弱，跌倒风险较大，高于一般老年人群。建议开始针对平衡能力做一些专门的练习，如单足站立练习、"不倒翁"练习、沿直线行走、侧身行走等，适当增加一些力量性练习。

17~24：平衡能力较差，很容易跌倒造成伤害。建议不要因为平衡能力的降低就刻意限制自己的活动。刻意做一些力所能及的简单运动如走楼梯、散步、坐立练习、沿直线行走等，有意识地提高自己的平衡能力，也可以在医生的指导下做一些康复锻炼。运动时最好有家人在旁边监护以确保安全。同时还应该补充钙质，选择合适的拐杖。

注：运动应从简单的开始，循序渐进，持之以恒。综合锻炼的效果（如太极拳）往往好于单一练习。

附录五　急迫性尿失禁影响问卷（Urge – Incontinence Impact Questionnaire，U – IIQ）

下列问题是一些您日常生活中可能被尿失禁所影响到的领域。对于漏尿及（或）膀胱问题给您过去四周内日常活动、人际关系或个人情绪上所造成的影响，请在每一题的最佳描述选项上打勾。

在过去四周，漏尿及（或）膀胱问题是否经常干扰您以下日常活动的进行？

1. 在家或院子里的日常维护或修理工作

□从不　□很少　□经常　□大部分情况　□总是

2. 出外工作

□从不　□很少　□经常　□大部分情况　□总是　□不适用于我

3. 有朋友来家里做客

□从不　□很少　□经常　□大部分情况　□总是

4. 走路

□从不　□很少　□经常　□大部分情况　□总是

5. 逛街购物

□从不　□很少　□经常　□大部分情况　□总是

6. 在自家以外的社交活动

□从不　□很少　□经常　□大部分情况　□总是

7. 去一个您不确定有没有卫生间的地方

□从不　□很少　□经常　□大部分情况　□总是　□不适用于我

8. 去教堂，看电影，听音乐会或欣赏体育比赛

□从不　□很少　□经常　□大部分情况　□总是　□不适用于我

9. 离家不足一小时的短途旅行

□从不　□很少　□经常　□大部分情况　□总是

10. 离家一整天

□从不　□很少　□经常　□大部分情况　□总是　□不适用于我

11. 离家数日

□从不　□很少　□经常　□大部分情况　□总是　□不适用于我

12. 快走

□从不　□很少　□经常　□大部分情况　□总是　□不适用于我

13. 跑步、慢跑或有氧运动

□从不　□很少　□经常　□大部分情况　□总是　□不适用于我

14. 使用健身脚踏车或健身器材

□从不　□很少　□经常　□大部分情况　□总是　□不适用于我

15. 娱乐性体育项目

□从不　□很少　□经常　□大部分情况　□总是　□不适用于我

在过去四周内，您的膀胱问题是否会让您有以下感觉？

16. 生气或怨恨

□从不　□很少　□经常　□大部分情况　□总是

17. 尴尬或难为情

□从不　□很少　□经常　□大部分情况　□总是

18. 感到没有女人味

□从不　□很少　□经常　□大部分情况　□总是

19. 感到没有魅力PH

□从不　□很少　□经常　□大部分情况　□总是

20. 感到缺乏自信

□从不　□很少　□经常　□大部分情况　□总是

21. 感到无助PH

□从不　□很少　□经常　□大部分情况　□总是

22. 感到孤单

□从不　□很少　□经常　□大部分情况　□总是

23. 感到缺乏自尊

□从不　□很少　□经常　□大部分情况　□总是

在过去四周内，漏尿/膀胱问题是否会影响到你和他人的关系？

24. 与朋友的关系

□从不　□很少　□经常　□大部分情况　□总是

25. 与自己亲戚的关系

□从不　□很少　□经常　□大部分情况　□总是

26. 与配偶或伴侣的关系

□从不　□很少　□经常　□大部分情况　□总是　□不适用于我

27. 与自己孩子的关系

□从不　□很少　□经常　□大部分情况　□总是　□不适用于我

很多人认为，漏尿/膀胱问题影响到了她们的性生活：

28. 您目前性生活频繁吗？（如果答案为"否"：请直接回答第31题）

□是　□否

在过去四周内，漏尿/膀胱问题是否干扰到了您性生活的以下方面：

29. 放松或享受性生活的能力

□从不　□很少　□经常　□大部分情况　□总是

30. 性高潮

□从不　□很少　□经常　□大部分情况　□总是

31. 在过去四周内，您是否由于漏尿/膀胱问题起夜而影响到日常活动？

□从不　□很少　□经常　□大部分情况　□总是　□不适用于我

32. 过去四周的治疗对您漏尿及（或）膀胱问题是否有效？

□从不　□很少　□经常　□大部分情况　□总是　□不适用于我

急迫性尿失禁影响问卷（U-IIQ）共32个问题，从6个维度（旅行、日常活动、体育锻炼、情感、人际关系和性功能）评估疾病对患者的困扰程度，总分19~192分，除第32题是反向题，余均为正向题，其中13个问题还设置"不适用于我"选项。根据Likert 6分尺度量表给每个问题赋分，正向题的题项计分时给予1、2、3、4、5、6，分，而反向题的题项计分时，则分别给予6、5、4、3、2、1分，1分=从不，6分=总是，凡回答"否"或"不适用"的计为0分。分数越高，患者所受困扰越大。

附录六　简易营养评估表（Mini-Nutrition Assessment，MNA）

姓名_____　床号_____　性别_____　年龄_____

身高_____　体重_____　BMI_____　日期_____

营养筛查	分数
1. 既往3个月内是否由于食欲下降、消化问题、咀嚼或吞咽困难而摄食减少 0=食欲完全丧失　1=食欲中等度下降　2=食欲正常	
2. 近3个月内体重下降情况 0=大于3 kg　1=不知道　2=1~3 kg　3=无体重下降	

营养筛查	分数

3. 活动能力
0 = 需卧床或长期坐着　　1 = 能不依赖床或椅子，但不能外出
2 = 能独立外出

4. 既往 3 个月内有无重大心理变化或急性疾病　0 = 有　　2 = 无

5. 神经心理问题
0 = 严重智力减退或抑郁　1 = 轻度智力减退　2 = 无问题

6. 身体质量指数 BMI（kg/m²）：体重（kg）/身高（m²）
0 = 小于 19　1 = 19 ~ 小于 21　2 = 21 ~ 小于 23
3 = 大于或等于 23

筛检分数（小计满分 14）：≥12 表示正常（无营养不良危险性），无需以下评价，≤11 提示可能营养不良，请继续以下评价

一般评估	分数

7. 独立生活（无护理或不住院）　　0 = 否　　1 = 是

8. 每日应用处方药超过三种　0 = 是　1 = 否

9. 褥疮或皮肤溃疡　0 = 是　1 = 否

10. 每日可以吃几餐完整的餐食　0 = 1 餐　1 = 2 餐　2 = 3 餐

11. 蛋白质摄入情况
每日至少一份奶制品　A）是　B）否
每周两次或以上蛋类　A）是　B）否
每日肉、鱼或家禽　A）是　B）否
0.0 = 0 或 1 个"是"　0.5 = 2 个"是"　1.0 = 3 个"是"

12. 每日食用两份或两份以上蔬菜或水果　0 = 否　1 = 是

13. 每日饮水量（水、果汁、咖啡、茶、奶等）
0.0 = 小于 3 杯　0.5 = 3 ~ 5 杯　1.0 = 大于 5 杯

14. 进食能力
0 = 无法独立进食　1 = 独立进食稍有困难　2 = 完全独立进食

15. 自我评定营养状况：
0 = 营养不良　1 = 不能确定　2 = 营养良好

16. 与同龄人相比，如何评价自己的健康状况
0.0 = 不太好　0.5 = 不知道　1.0 = 好　2.0 = 较好

17. 上臂围（cm）
0.0 = 小于 21　0.5 = 21 ~ 22　1.0 = 大于等于 22

18. 小腿围（cm）
0 = 小于 31　1 = 大于等于 31

一般评估分数（小计满分 16）

MNA 总分（量表总分 30）

MNA 分级标准：
总分 ≥24 表示营养状况良好
总分 17 ~ 23.5 为存在营养不良的风险
总分 <17 明确为营养不良

附录七　整体疼痛评估量表（Global Pain Scale，GPS）

请根据您最近一周的疼痛情况，在相应数字上打√

	0 代表无痛，10 代表最痛										
A 疼痛	1. 我目前的疼痛	0	1	2	3	4	5	6	7	8	9	10
	2. 过去一周，我最轻的疼痛	0	1	2	3	4	5	6	7	8	9	10
	3. 过去一周，我最严重的疼痛	0	1	2	3	4	5	6	7	8	9	10
	4. 过去一周，我感到的平均疼痛	0	1	2	3	4	5	6	7	8	9	10
	5. 过去 3 个月，我感到的疼痛	0	1	2	3	4	5	6	7	8	9	10
	0 代表非常不同意，10 代表非常同意										
B 情绪感受	6. 过去一周，我因疼痛感到害怕	0	1	2	3	4	5	6	7	8	9	10
	7. 过去一周，我因疼痛感到沮丧	0	1	2	3	4	5	6	7	8	9	10
	8. 过去一周，我因疼痛精疲力竭	0	1	2	3	4	5	6	7	8	9	10
	9. 过去一周，我因疼痛而焦虑	0	1	2	3	4	5	6	7	8	9	10
	10. 过去一周，我因疼痛而紧张	0	1	2	3	4	5	6	7	8	9	10
C 临床表现	11. 过去一周，疼痛影响我睡眠	0	1	2	3	4	5	6	7	8	9	10
	12. 使我感觉不舒服	0	1	2	3	4	5	6	7	8	9	10
	13. 使我不能独立完成某些事情	0	1	2	3	4	5	6	7	8	9	10
	14. 使我无法工作	0	1	2	3	4	5	6	7	8	9	10
	15. 我需要服用更多的药物	0	1	2	3	4	5	6	7	8	9	10
D 日常行为	16. 疼痛使我不能去商场购物	0	1	2	3	4	5	6	7	8	9	10
	17. 无法做家务劳动	0	1	2	3	4	5	6	7	8	9	10
	18. 无法与家人、朋友愉快相处	0	1	2	3	4	5	6	7	8	9	10
	19. 无法锻炼包括散步	0	1	2	3	4	5	6	7	8	9	10
	20. 无法参加最喜欢的业余爱好	0	1	2	3	4	5	6	7	8	9	10

　　GPS 含 4 个维度 20 个条目，是一个精简的疼痛筛选工具。植根于生物 - 心理 - 社会模式，GPS 评估量表 4 个维度评估疼痛、疼痛的情绪感受、疼痛的临床表现、疼痛与日常行为能力，总共 20 个条目，每一条目评分为 0 分 ~ 10 分 11 级评分法，了解患者整体性疼痛经历及疼痛所伴随的生理、心理、日常行为改变程度。

附录八　日常生活活动能力量表（Barthel 指数）

项目	评分标准	得分
大便	0 失禁	
	5 偶有失禁（每周 <1 次）	
	10 能自我控制	
小便	0 失禁或需由他人导尿	
	5 偶有失禁	
	10 能自我控制	
整理仪容	0 需要帮助	
	5 需部分帮助	
	10 自理（洗脸，梳头，刷牙，剃须）	

项目	评分标准	得分
入厕	0 依赖他人	
	5 需要部分帮助	
	10 自理（去和离开厕所，使用厕所，穿脱裤子）	
进食	0 较大或完全依赖	
	5 需部分帮助（夹菜，盛饭）	
	10 完全自理（能进食各种食物，但不包括取饭菜和做饭）	
转移	0 完全依赖他人	
	5 需大量帮助（1~2人，身体帮助），能坐	
	10 需少量帮助（言语或身体帮助）	
	15 完全自理	
活动	0 不能步行	
	5 能依靠轮椅独立活动	
	10 需一人帮助步行（言语或身体帮助）	
穿衣	0 依赖他人	
	5 需部分帮助	
	10 自理（自己系、开纽扣，开关拉链和穿鞋）	
上下楼梯	0 不能	
	5 需帮助（言语，身体或手杖帮助）	
	10 独立上下楼梯	
洗澡	0 依赖	
	5 自理（无需帮助能进出浴池并自己清洗）	

总分：

结果判定标准：满分 100 分。

<20 分为极严重功能缺陷，生活完全依赖；

20~40 分为大部分生活需要帮助；

40~60 分为生活需要帮助；>60 分为生活基本自理。

参考答案

第一章　现代老年护理技术概述

1. A　2. C　3. C　4. B　5. E　6. E　7. B　8. C　9. A　10. B

11. B　12. C　13. C　14. A

第二章　现代老年人健康综合评估实用技术

1. C　2. A　3. C　4. D　5. B　6. D　7. C　8. C　9. C　10. D

11. A　12. D　13. D　14. C　15. B　16. C　17. C　18. D　19. B　20. C

21. D　22. E　23. A　24. B　25. C

第三章　现代老年人健康促进技术

1. B　2. B　3. A　4. C　5. D　6. B　7. B　8. B　9. D　10. C

11. B　12. B　13. C　14. B　15. C　16. C　17. B　18. B　19. E　20. B

21. E　22. A　23. A　24. B　25. ACBD　　26. BD　　27. ABCDE　　28. ABCE

29. ABCDE　　30. ABCDE

第四章　常见老年综合征护理技术

1. B　2. D　3. A　4. B　5. B　6. D　7. A　8. B　9. B　10. C

11. C　12. D　13. C　14. B　15. A　16. A　17. A　18. C　19. C　20. C

21. E　22. A　23. D　24. D　25. B　26. B

第五章　老年人安全用药的技术护理

1. B　2. A　3. C　4. E　5. B　6. D　7. D　8. C　9. C　10. C

11. D　12. B　13. A　14. E　15. D　16. E　17. B　18. B　19. C　20. E

21. E

第六章　现代老年人的家庭护理技术

1. A　2. E　3. C　4. C　5. E　6. ACDE　7. E　8. D　9. ABCE

10. C　11. E　12. ABDE　13. E　14. D　15. C　16. A　17. B　18. D

19. E　20. F　21. A　22. D　23. E　24. C　25. E

第七章　老年人安宁疗护技术

1. D　2. E　3. A　4. B　5. C　6. E　7. D　8. C　9. E　10. C

11. C　12. C　13. E　14. A　15. B　16. A　17. B　18. C　19. A　20. E

参考文献

[1] 刘玉锦，李春玉，刘兴山．现代老年护理技术［M］．北京：人民卫生出版社，2018.

[2] 郭宏．老年护理学［M］．北京：中国医药科技出版社，2018.

[3] 化前珍，胡秀英．老年护理学［M］．北京：人民卫生出版社，2017.

[4] 邓科穗，钟清玲．老年护理学［M］．北京：中国医药科技出版社，2018.

[5] 王芳．老年护理学基础［M］．北京：化学工业出版社，2018.

[6] 中国营养学会．中国居民膳食指南2016［M］．北京：人民卫生出版社，2016.

[7] 郭清．老年健康管理师实务培训［M］．北京：中国劳动社会保障出版社，2014.

[8] 张理义．老年心理保健［M］．北京：人民军医出版社，2012.

[9] 张振香．老年人全方位护理指南［M］．郑州：郑州大学出版社，2015.

[10] 郭清．老年健康管理师实务培训［M］．北京：中国劳动社会保障出版社，2014.

[11] 张霄艳，王珏辉，姬栋岩．老年护理技术［M］．武汉：华中科技大学出版社，2015.

[12] 郭丽．老年人技术护理［M］．北京：海洋出版社，2017.

[13] 李春玉，姜丽萍．社区护理学［M］．北京：人民卫生出版社，2017

[14] 诸葛毅，王小同．老年护理技术［M］．杭州：浙江大学出版社，2012.

[15] Hallaj FA. Assessment of the nutritional status of residents in homes for the elderly in Lattakia, Syrian Arab Republic［J］. East Mediterr Health J, 2015, 21（10）: 753 – 761.

[16] Gunduz E, Eskin F, Gunduz M, et al. Malnutrition in community – dwelling elderly in Turkey: a multicenter, cross – sectional Study［J］. Med SciMonit, 2015, 21: 2750 – 2756.

[17] 金叶．社区护理学［M］．南京：江苏科学技术出版社，2012.

[18] 闫冬菊，杨明．社区护理学［M］．南京：江苏凤凰科学技术出版社，2014.

[19] 石凤英．康复护理学［M］．北京：人民卫生出版社，2011.

[20] 李晓慧，李亚玲．健康评估［M］．北京：北京大学医学出版社，2014.

[21] 丁淑贞，王桂琴．基础护理学［M］．北京：人民军医出版社，2012.

[22] 鹿瑞云．精神科护理学［M］．北京：北京大学医学出版社，2017.

[23] 杨雪琴，熊莉娟．老年护理［M］．北京：人民卫生出版社，2014.

[24] 杨术兰．老年护理［M］．北京：人民卫生出版社，2016.

[25] 侯惠如，杨晶．中国老年医疗照护住院护理经典案例篇［M］．北京：人民卫生出版社，2017.

[26] 皮红英，张立力．中国老年医疗照护技能篇（日常生活和活动）［M］．北京：人民卫生出版社，2017.

[27] 劳动和社会保障部教材办公室．养老护理员［M］．北京：中国劳动社会保障出版社，2012.

[28] 路显华．基础护理技术实训［M］．北京：科学出版社，2016.

[29] 于运英．老年人心理与行为［M］．北京：北京师范大学出版社，2015.

[30] 胡勤勇，周晓渝．老年心理护理基础［M］．北京：科学出版社，2014.

[31] 诸葛毅．健康评估［M］．杭州：浙江大学出版社，2015.